陪 伴 女 性 终 身 成 长

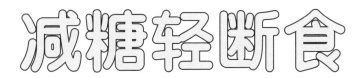

[日] 清水泰行 编著

游凝 译

江西科学技术出版社

2021年·南昌

前言

　　我之所以开始尝试减糖饮食，是因为公司的一次体检。人们常说"医者不自医"，我平时不仅管不住嘴，也不运动，是一名患有代谢综合征的中年医生，验血结果显示甘油三酯超过了 4.5mmol/L，是正常人的三倍之多！体内胆固醇也很高，再这样下去就得吃药了。

　　为了在三个月内让血液检查报告中的数值恢复正常，我决定正式走上减肥之路。

　　当时，我选择的是阿特金斯减肥法。阿特金斯减肥法和近年来提倡的减糖饮食非常相近，是由美国一位名叫罗伯特·阿特金斯的医生提出的，即减少饮食中的碳水化合物，摄取更多蛋白质和脂类。我读过《阿特金斯式低碳水减肥法》一书，认为这一理论是可行的，便决定采用阿特金斯减肥法来减肥。

　　刚开始的时候，我参考阿特金斯医生给出的食谱进行了轻度减糖，两个月就大幅减重 8kg。健康状况也得到了惊人的改善，我开始练习长跑，目标是跑完全程马拉松。

　　后来，在日本被称为"减糖第一人"的江部康二先生又给了我许多宝贵的建议，我开始进一步的减糖饮食，对生活习惯进行全方位的改变。现在的我已经"焕然一新"，不仅比体重巅峰时期瘦了 18kg，身体也变得十分强健，能跑完全程马拉松和超级马拉松[1]了。

说到减糖，人们往往会想到治疗糖尿病和减肥，但其实在日常饮食中，如果过量地摄入糖类，会导致各种疾病和身体不适。考虑到这一点，我把减糖也纳入了患者的饮食指导当中。本书中介绍的有关减糖和轻断食的知识，是我在长期的减糖饮食中积累下来的经验，以及在对许多患者进行饮食指导和治疗过程中总结出来的精华。

从对减糖人群的观察可以得知，实践了减糖饮食，效果却不理想的人存在两大问题。

第一个问题就是用错了方法。

亚洲人的饮食主要由主食（米饭或面食）、主菜和副菜（蔬菜或汤类）构成，而许多人减糖的方法就是简单粗暴地不吃主食。许多减肥人士都以"吃草"为主，结果造成摄入能量不足、蛋白质和脂类不足的情况。这样一来，减糖就成了极端的节食，体力下降、健康受损、减肥失败也是在所难免的。要控制糖类（米饭、面食等主食）的摄入，同时要吃更多的肉类、蛋类和鱼类。许多提倡减糖的医生也一直在大力宣传这一点，但现在仍有很多人在过度纠结热量（卡路里）的问题。本书推荐各位读者摄入足够的蛋白质和脂类，而不是单一地戒掉主食。

第二个问题在于有些人认为只要吃低糖的食物就不会发胖。因此，很多人除了一日三餐之外，还经常吃点心、夜宵，一天到晚吃个不停。其实，肥胖的根本原因在于胰岛素让糖类转化为脂肪并储存在人体内，

1　超级马拉松的距离超过标准马拉松的 42.195 公里。常见的超马有 50 公里、100 公里等。——编者注（若无特殊说明，本书的脚注均为编者注）

关于这一点会在后面的正文中进行详细说明。因此，哪怕是那些含糖量较低的食物，一直吃也会导致胰岛素不间断地分泌，积少成多，最终必定会影响减肥效果。

本书将"减糖"与"轻断食"相结合，通过轻断食减少进食时间，从而减少胰岛素的分泌，大幅提高减肥效果。轻断食听起来好像很痛苦，其实只是为了保证一定的空腹时长，减少其中一餐的摄入，用饮品来代替而已。体验一下，你就会发现一日两餐的生活其实比我们想象得要轻松得多。

如果你之前挑战过减糖饮食，却还是没能瘦下来，或者总是瘦不到理想体重，又或者瘦下来之后反弹了，那就更要读一读这本书。如果你容易感到疲惫、心烦意乱，还经常失眠，也可以试试书中提到的方法。

最后，祝愿各位读者都能拥有苗条的身材和健康的身体。

清水泰行

目录

减 糖 + 轻 断 食
理论篇

减 糖 + 轻 断 食
实践篇

减 糖 + 轻 断 食

食谱篇

减 糖 + 轻 断 食
Q & A

本书中食谱的统一标准及注意事项

● 本书中描述的 1 小勺为 5ml，1 大勺为 15ml。
● 在没有特别说明的情况下，烹饪火力均为中火。
● 在没有特别标注的情况下，微波炉的加热时间以功率 600W 为基准。若功率为 500W，则需将加热时间延长至 1.2 倍。不同的机型可能会有少许差异，请根据实际情况进行调整。
● 本书中使用的平底锅均为不粘锅。
● 本书的食谱中，洗菜、削皮、去蒂等步骤均被省略。
● 本书中的含糖量数据均出自《日本食品标准成分表 2015 年版》。
● 本书中计算出的含糖量为一餐的大致数值，均只保留至小数点后一位。食材为 1~2 人份时按 2 人份计算，2~3 人份时按 3 人份计算。
● 正在接受治疗、服药或接受饮食指导的读者，请在主治医师的指导下进行。

減 糖 ＋ 轻 断 食

理论篇

　　让我们先来聊聊本书提倡的减糖轻断食吧。怎样才能减糖？轻断食又是什么？为什么要把轻断食和减糖结合在一起？为什么这样就能瘦？为什么这样有利于健康？

　　本章将以图文结合的形式，对这些基础知识及具体方法进行详细说明。

"减糖 + 轻断食"是适合人体运行机制的饮食习惯

理论 1

从结论来说，减糖轻断食指的是一日两餐，保证一定的空腹时长，控制糖类的摄入。

可能有不少人认为，少吃一顿有害健康。但实际上，欧美国家在 19 世纪之前，日本在江户时期之前都维持着一日两餐的习惯（也有不同说法）。而现代研究也证明了间歇性断食，即轻断食对人体有多种益处。减糖也一样，想想一百多年前人们的饮食生活就会发现，现代社会中糖类过剩的饮食才是不正常的。

糖类就是碳水化合物减去膳食纤维后剩下的部分，除了白砂糖等甜味物质，大米、小麦等主食，薯类等淀粉类食物也含有较多的糖类。

糖类与蛋白质、脂类并称为三大营养物质。蛋白质和脂类是必需营养素，人体的大部分组织都是由蛋白质和脂类构成的，而糖类主要负责为身体提供能量。但是，人体也具备将脂类和蛋白质转化为能量的机能。现代人的饮食中碳水化合物（糖类）占比大，导致糖类摄入过量。

减糖＋轻断食的时间表

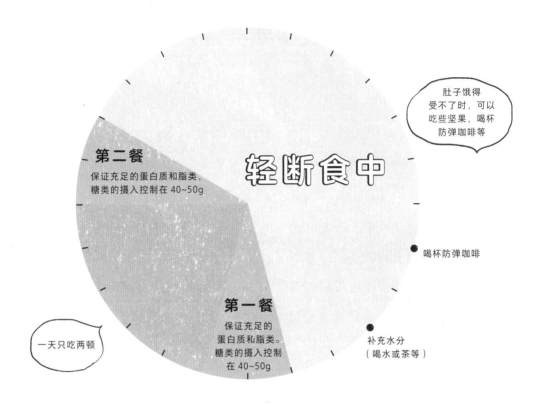

轻断食中

肚子饿得受不了时，可以吃些坚果，喝杯防弹咖啡等

第二餐
保证充足的蛋白质和脂类，糖类的摄入控制在 40~50g

喝杯防弹咖啡

第一餐
保证充足的蛋白质和脂类。糖类的摄入控制在 40~50g

补充水分
（喝水或茶等）

一天只吃两顿

轻断食中 可以喝防弹咖啡等含有脂类的饮料来补充脂类和水分（具体参考 P24）。

第一餐 尽量上午吃，如果肚子不太饿也可以适当延后。

第二餐 尽量在晚上 8 点之前吃完。从人类最原始的生活来看，在天黑之前吃晚饭是最理想的，应在睡前 3~4 个小时吃饭。

加餐 最好不要加餐，但如果肚子实在很饿，可以选择坚果等含糖量较低的食物，也可以喝加了椰子油的咖啡。

总结 保证一定的空腹时长，一日两餐。

尽量保证在白天进食，深夜时段不进食。

这样一来，每天就可以断食 14~15 个小时。

肥胖的原因是什么?
摄入过多糖类会导致肥胖

让我先来说明一下肥胖的原因。脂肪、血糖和胰岛素这三者之间有着密不可分的联系。

吃了米饭、面包或甜点等碳水化合物之后，它们会在人体内分解形成葡萄糖。葡萄糖被输送到血液里，与此同时血糖值（血液中葡萄糖的浓度）就会升高。这样一来，胰脏就会分泌一种叫作胰岛素的激素。胰岛素是人体内唯一能够让血糖值下降的物质，负责将血液中的葡萄糖送入细胞中。

而葡萄糖除了为人体提供必需的能量之外，剩下的部分大都会进入脂肪细胞，转化为甘油三酯，并不断囤积。这是那些在漫长的饥饿时代里存活下来的动物们进化出的生存本能。因此，胰岛素也被叫作"肥胖激素"。

人体分泌胰岛素时，体脂肪的分解会受到抑制，无法燃烧脂肪供能。也就是说，如果过量摄入糖类，体内的脂肪就不会减少。没错，过量摄入糖类就是导致肥胖的主要原因。

过量摄入糖类为什么会导致肥胖？

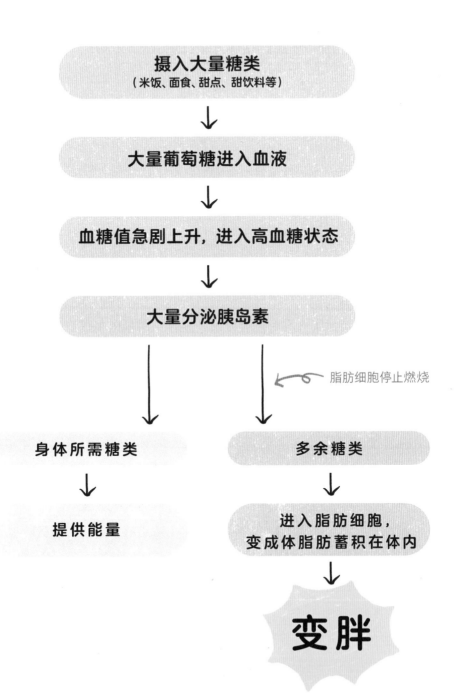

摄入大量糖类
（米饭、面食、甜点、甜饮料等）

↓

大量葡萄糖进入血液

↓

血糖值急剧上升，进入高血糖状态

↓

大量分泌胰岛素

脂肪细胞停止燃烧

身体所需糖类

↓

提供能量

多余糖类

↓

进入脂肪细胞，
变成体脂肪蓄积在体内

↓

变胖

理论 3

减糖的目标是
抑制血糖值的剧烈波动

糖类使人肥胖的原因在前文已经进行了说明，但其实通往肥胖的道路并不止一条。

过量摄入糖类后，餐后血糖值会在短时间内急剧上升。这时，人体为了降低血糖，胰脏就会大量分泌胰岛素，而且大多数情况下会过量分泌，结果导致人体陷入低血糖的状况。据说在摄入大量糖类后，约有 60% 的人会出现低血糖，平均持续时间达 3 个小时之久。

像这种血糖值突然上升又下降的情况被称为"血糖飙升（Glucose Spike）"。血糖飙升会给身体带来各种负面影响，如损伤血管、增加罹患动脉硬化等生活习惯病的风险。另外，低血糖会让人容易感到饥饿，更难控制食欲，导致频繁加餐、忍不住吃很多东西等。

减糖的目的是抑制血糖值的波动，由此防止糖类转化为体脂肪被囤积起来，也能更好地控制食欲。

糖类过剩vs减糖 血糖值会有什么样的不同?

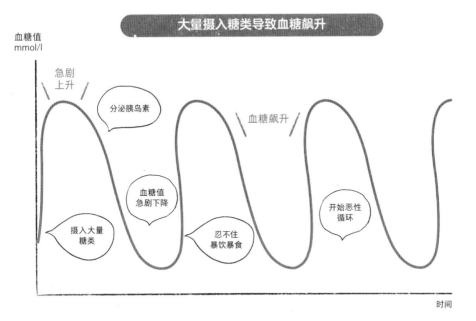

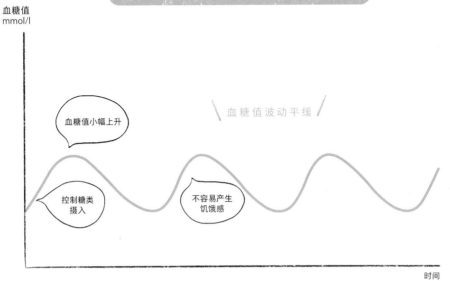

人空腹时的血糖值正常范围为 3.9~6.1mmol/L，饭后两个小时后应降至 7.8mmol/L 以下。

理论 4

通过轻断食减少进食时间，抑制胰岛素分泌

现代人的饮食中除了一日三餐会糖类过剩，还会吃加餐、喝甜饮料，不少人每天会频繁摄取糖类。在这种情况下，我们的体内会发生什么样的变化呢？请看下一页上方的图表。除了睡眠时间外，现代人大部分时间都在持续大量地分泌胰岛素。

而相对的，下方的图表则是古代人的胰岛素分泌情况。在狩猎采集时代，人们吃的除了肉类、鱼类和贝类，还有果实和水果等。虽然这些食物里也含有糖类，但当时食物稀缺，进食和断食之间有着明显的界线，胰岛素并不会持续分泌。

减糖的确是一个高效的方法，但也不能因为某种食物含糖量低就吃个不停。鸡蛋、奶酪等低糖食品是减糖期间加餐的人气之选，但即使是只摄入蛋白质也会让人体分泌微量胰岛素，需要注意。所谓轻断食，指的是一段时间内不进食，让被称为"肥胖激素"的胰岛素停止分泌。

现代人的饮食 vs 古代人的饮食
胰岛素分泌示意图

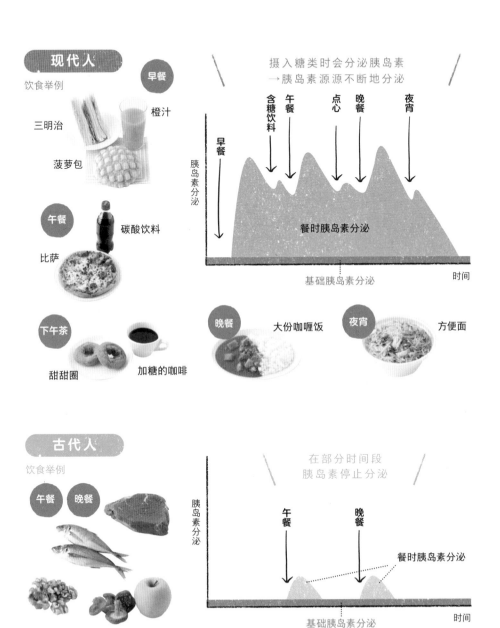

现代人

饮食举例

早餐

橙汁

三明治

菠萝包

午餐

碳酸饮料

比萨

下午茶

甜甜圈　　加糖的咖啡

晚餐　大份咖喱饭

夜宵　方便面

摄入糖类时会分泌胰岛素
→胰岛素源源不断地分泌

早餐

含糖饮料

午餐

点心

晚餐

夜宵

胰岛素分泌

餐时胰岛素分泌

基础胰岛素分泌

时间

古代人

饮食举例

午餐　**晚餐**

肉类、鱼类、贝类、
果实、水果等

在部分时间段
胰岛素停止分泌

胰岛素分泌

午餐

晚餐

餐时胰岛素分泌

基础胰岛素分泌

时间

*图表根据古代人(狩猎采集时代)的饮食习惯及结构分析推测得出。

理论 5 减糖和轻断食双管齐下，把脂肪转化为能量

人体中存在三大供能系统，主要是用糖类供能的"葡萄糖－糖原"系统和依靠燃烧脂肪供能的"脂肪酸－酮体"系统（见下一页上方图表）。另外还有一个副系统，就是在体内生成葡萄糖的"糖异生[1]"。摄入的糖类过剩时，人体就会优先使用"葡萄糖－糖原"系统，"脂肪酸－酮体"系统迟迟没有出场的机会。

只有坚持减糖饮食，才能更多地利用"脂肪酸－酮体"系统，但还有一个增加脂肪消耗的办法，那就是轻断食。轻断食和减糖相结合，能让减肥事半功倍（见下一页下方图表）。

想要轻断食，一天只吃两顿是最简单的。因为在我们起床时，体内早已备好了上午活动所需的能量。早上天色渐明时，人体机能会令其分泌大量提高血糖值的激素，打开糖异生通道，从而生成能量。

另外，起床时胰岛素敏感性高，少量糖类也容易让血糖值升高。这时，如果吃高糖的早餐，就会让新的一天从血糖值大幅波动开始，一整天都会难以控制食欲。因此，早餐应该尽量少吃。

1　生物体将多种非糖类物质转变成葡萄糖或糖原的过程。

人体供能系统

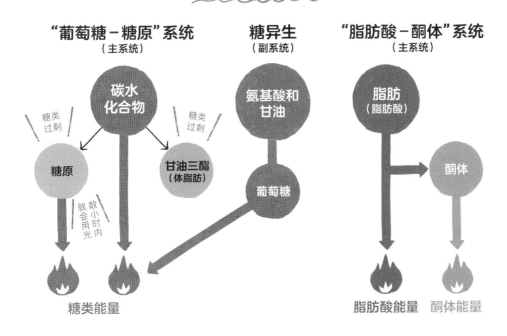

"葡萄糖-糖原"系统
（主系统）

碳水化合物

糖类过剩 → 糖原

糖类过剩 → 甘油三酯（体脂肪）

糖原 → 糖类能量（数小时内就会用光）

糖异生
（副系统）

氨基酸和甘油 → 葡萄糖

"脂肪酸-酮体"系统
（主系统）

脂肪（脂肪酸） → 酮体

脂肪酸能量　酮体能量

糖类能量

减糖、轻断食的运行机制

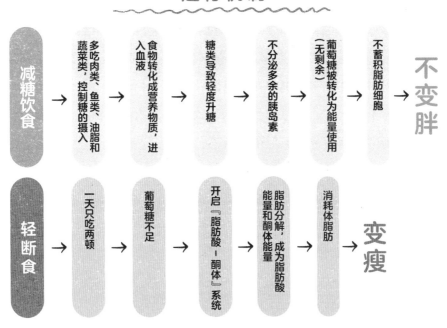

减糖饮食 → 多吃肉类、鱼类、蔬菜类，控制糖、油脂和糖的摄入 → 食物转化成营养物质，进入血液 → 糖类导致轻度升糖 → 不分泌多余的胰岛素 → 葡萄糖被转化为能量使用（无剩余） → 不蓄积脂肪细胞 → **不变胖**

轻断食 → 一天只吃两顿 → 葡萄糖不足 → 开启「脂肪酸-酮体」系统 → 脂肪分解，成为脂肪酸能量和酮体能量 → 消耗体脂肪 → **变瘦**

理论
6

减糖时经常提到的酮体是什么?
打造易瘦体质

酮体是脂肪（脂肪酸）分解产生的能量。前一页的图表介绍了人体的供能系统，但只要摄入糖类，人体就会把糖（葡萄糖）作为第一能量源。

但葡萄糖的供能时间仅有几个小时。研究表明在饭后5个小时左右，休息或进行低强度劳动时人体会切换为"脂肪酸－酮体"系统，通过燃烧脂肪供能。而酮体就是脂肪燃烧产生的一部分能量。

酮体是人体的主要能量源，肌肉和大脑等全身各个组织工作时都会用到它。有不少人认为大脑的营养仅由葡萄糖提供，其实这是错的。和葡萄糖一样，酮体也为大脑供能。

但大家不要忘了，通过加餐、喝甜饮料等方式摄入糖类会导致身体再次变为"葡萄糖－糖原"供能状态。

而当人体通过"脂肪酸－酮体"系统供能时，除了变瘦之外，还会产生各种各样的变化。许多人的健康状况都得到了改善，如不易疲劳、抗压能力增强等。

"脂肪酸－酮体"供能系统的益处

不易疲劳

在充分摄入蛋白质等必需营养素的情况下，营养供给到身体各处，血液循环得到改善，身体会更加健康。另外，变成酮体供能体质后，人体的活性氧会变少，肌肉不易受伤，疲劳也更容易恢复。

不易长胖

燃烧多余脂肪，保证肌肉含量，基础代谢会得到提高。另外，没有了餐后的高血糖状态，血糖值的波动也得到了控制，因此也不容易有饥饿感，能预防暴饮暴食。

健康减肥

多吃肉类、鱼类等高蛋白食品，吃蔬菜补充维生素和膳食纤维。减少的糖类通过多吃优质脂类代替，解决摄入能量不足的问题。这样就能在减肥时多掉脂肪而少掉肌肉。

更能抗压

摄入过量糖类会导致血糖值大幅波动，人也会变得焦躁易怒。减糖能让人不受压力影响，心情愉快，积极向上。

心平气和

坚持减糖饮食，血糖值就不会出现剧升骤降。血糖值一直保持在稳定波动的状态，人也会更加心平气和。

耐力增强

人体内储存的糖类能量并不多。用脂肪供能时燃烧的是贮藏在体内的大量脂肪，能量不足（体力不足）的情况也会减少。

延缓衰老

皮肤出现色斑、松弛、皱纹等老化现象都与糖类和蛋白质有关。蛋白质劣化会导致肌肤衰老。避免过量摄入糖类能够延缓衰老。

避免食困

大脑分泌的物质"食欲素（orexin）"是饭后嗜睡的原因之一。空腹状态下，食欲素增加，大脑清醒，思路也会更清晰。反之，血糖值升高会导致食欲素降低，让人昏昏欲睡。

睡得更香

减糖饮食提倡多吃高蛋白食物，因此也会摄入较多的氨基酸和维生素 B_6、维生素 B_{12}。氨基酸能合成促进睡眠的激素，维生素 B_6 和维生素 B_{12} 与高质量睡眠也有着密切的联系。

预防糖尿病

不过量摄入糖类，就不会导致饭后血糖值骤升。因此，胰岛素分泌较少，对胰脏的负担减轻，有利于预防糖尿病。

预防动脉硬化

血糖值的波动得到控制，对血管壁造成伤害的风险也会减少。而充分摄取蛋白质能提高血管修复的速度，让血管保持"年轻"。

提高免疫力

高血糖会影响代谢酶的工作，是导致免疫力低下的重要因素。而酮体能抑制人体内的炎症反应，让免疫细胞正常工作。

"减糖＋轻断食"还能预防各类疾病

"减糖＋轻断食"不仅能预防糖尿病、高脂血症、高血压、高发癌症、抑郁症等疾病，还能改善手脚冰凉、水肿、认知障碍、慢性头痛和偏头痛、痛风、关节炎、ED（勃起功能障碍）、胃食管反流、青光眼等各类疾病，有效改善健康状况。

理论
7

具体应该减多少糖?
每天摄入的糖类控制在130g以下

每天摄入多少糖类是最理想的呢? 其实没有标准答案。但从各类临床实验和论文数据来看，每天摄入的糖类不超过 130g 是国际共识。严格意义上的减糖需要将每日摄入糖类的总量控制在 60g 以内，其实这个标准并不严苛，但对想要减肥的普通人来说，效果就已经十分明显了。

但就算只吃一餐，如果吃得太多导致高血糖也没有任何意义。为此，本书将每餐摄入的糖类设定在 40~50g。这样一来，就算加餐，一天摄入的糖类也不会超过 130g，比起严格限制糖类的摄入，这样更容易坚持。

这个数字是根据人在空腹时和饭后的血糖值变化而设定的。假设人在空腹时的血糖值为 5~5.6mmol/l（换算成旧制单位约为 90~100mg/dl），饭后的血糖值上限为 7.8mmol/l（140mg/dl），两者之间的差就是 2.2~2.8mmol/l（40~50mg/dl）。对一个标准体重 60kg 的健康人来说，摄入 1g 糖类血糖上升约 0.055mmol/l（1mg/dl），因此每餐摄入的糖类应控制在 40~50g。

而那些体重低于 60kg 的人，摄取的糖类应该更少，请将每日摄入的糖类控制在 110g 以下。体重高于 60kg 的人请控制在每日 130g 以下。

每天要摄入多少糖?

一天摄入的糖不能超过130g

每天摄入的糖类不超过 130g 是国际共识,但这是对体重 60kg 的人而言,体重低于 60kg 的人要将糖类摄入控制在 110g 以下。

一餐摄入的糖控制在 40~50g

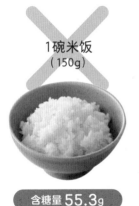

1碗米饭
(150g)

含糖量 55.3g

含糖量过高

2/3碗米饭
(100g)

含糖量 36.9g

配菜要低糖

1/2碗米饭
(75g)

含糖量 27.7g

配菜的含糖量还有空间

我们平时摄入的糖类有这么多!

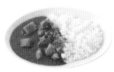

咖喱饭(160g)
含糖量74.7g

比萨(150g)
含糖量47.8g

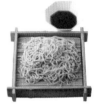

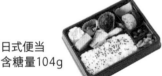

肉酱意面(200g)
含糖量68.3g

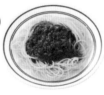

日式便当
含糖量104g

荞麦面(100g)
含糖量68.7g

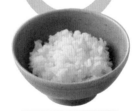

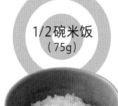

15

理论
8

要重视，要多吃。
蛋白质是重要的营养素

人体中最多的是水，其次是蛋白质。人体的肌肉、皮肤、血管、头发、指甲等都由蛋白质（氨基酸）组成，与此同时，蛋白质也是血液、激素、消化液、酶等的组成成分，与身体机能息息相关。

如果不在饮食中补充蛋白质，身体就会分解肌肉来补充其他重要组织缺少的营养，所以必须充分摄入蛋白质。研究显示，体重 60kg 的人每天要消耗 250~300g 蛋白质。正如前文所言，蛋白质除了构成人体组织外，还会被暂时储存在"氨基酸池"里，多余的蛋白质也会被用于糖异生（参考 P10），或者变成脂肪。

本书推荐的蛋白质摄入量为每 1kg 体重需 1.5~1.6g 蛋白质。如体重 50kg 的人则每天需要摄入 75~80g 蛋白质，体重 60kg 的人则每天需摄入 90~96g，男女没有差别。把蛋白质含量换算为食材重量的话，蛋白质和肉类、鱼类的换算比例大约都是 1∶5，和鸡蛋是 1∶8，和豆腐是 1∶15。若一天摄入蛋白质的量为 90g，就相当于 450g 的肉类或鱼类。只有在饮食中重视动物性蛋白的摄入，才能达到这个目标。

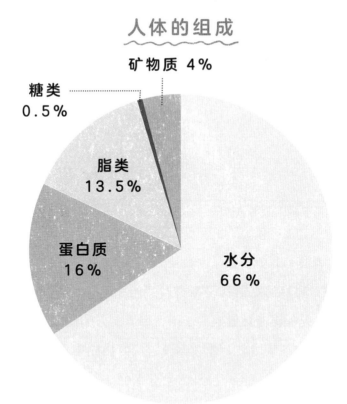

人体的组成

矿物质 4%
糖类 0.5%
脂类 13.5%
蛋白质 16%
水分 66%

*水分在人体中发挥着各种各样的作用。如血液负责将氧气和营养物质输送到细胞，尿液负责将排泄物排出体外，汗液则帮助散热，调节体温。

*脂类是人体的重要组成成分，特别是大脑，大脑内固体物质约60%为脂类。脂类还能组成包覆细胞的细胞膜及激素。

*矿物质中，除了构成骨骼和牙齿的钙之外，还有构成血液的铁、调节体内水分平衡的钠、与新陈代谢密切相关的镁等，它们在人体内发挥着不同的作用。

*糖类在人体内仅占很小的一部分。虽然红细胞只能通过糖类供能，是人体必需的营养物质，但可以通过糖异生(参考P10)补充。

每日需要摄入的蛋白质总量

每1kg体重需要摄入蛋白质1.5~1.6g

↓

体重为60kg的人

每日蛋白质摄入量应为90～96g

理论
9

脂类是人体重要的
组成成分和能量来源

不少人认为油是高热量食品，会让人变胖，不利于健康，这其实
是错误的观点。肥胖的原因在于糖类，适量摄入油脂并不会导致肥
胖。油（脂类）是保证身体健康的必需营养素，人体的神经细胞、细
胞膜等的合成都少不了脂类。除去水分，大脑内固体物质约 60% 都
是脂类。

此外，身体的主要能量来源并不是糖类，而是脂类。睡觉时为人
体供能的也是脂类。像心脏这类 24 小时无休持续工作的器官，会将
储存量大、能稳定供给的脂类作为主要能量来源，而不是储存量小、
供给不稳定的糖类。

脂类分解会产生脂肪酸和甘油，但脂肪酸也有不同的种类，各类
脂肪酸的特性和保健效果都不同，这是一个大问题。也就是说，购买
食用油时弄清什么油含有什么脂肪酸是很重要的。

特别值得购买的有橄榄油、含 ω-3 脂肪酸的食用油、椰子油、
MCT 油[1] 和黄油。日常饮食中多吃这些油吧！

1　现在市面上销售的高纯度 MCT 油是通过分馏人工制造的，从椰子油中提取和分离 MCT。

脂肪酸的种类

分类			主要脂肪酸	代表食物	推荐度
*饱和脂肪酸	短链脂肪酸		醋酸	黄油	适当吃
	中链脂肪酸		月桂酸	黄油、椰子油、MCT油	多吃
	长链脂肪酸		肉豆蔻酸、棕榈酸、硬脂酸	牛油、猪油、棕榈油、黄油	适当吃
*不饱和脂肪酸	单价不饱和脂肪酸	ω-9脂肪酸	油酸	橄榄油、菜籽油、牛油、猪油、黄油	多吃
	多价不饱和脂肪酸(*必需脂肪酸)	ω-6脂肪酸	亚油酸	玉米油、大豆油、红花籽油等	尽量不吃
		ω-3脂肪酸	α-亚麻酸、EPA、DHA	亚麻籽油、紫苏籽油以及秋刀鱼、金枪鱼等鱼油	多吃
	反式脂肪酸			人造黄油、起酥油等	不吃

＊饱和脂肪酸的构造处于饱和状态，十分稳定，不易氧化，耐高温。
不饱和脂肪酸的构造处于不饱和状态，容易氧化，不耐高温。
必需脂肪酸指的是人体无法合成，必须通过饮食摄取的营养素。

Point

● 要多吃富含ω-3脂肪酸的食用油。ω-3脂肪酸是人体必需脂肪酸，能抑制体内炎症，如过敏等。

● ω-6脂肪酸虽然是人体必需脂肪酸，但可能会让过敏症状恶化，要注意不能多吃。这类脂肪酸多存在于快餐等加工食品中，平时吃肉吃鱼也能自然而然地从中摄取ω-6脂肪酸，所以烹饪时尽量不要用。

● ω-9脂肪酸虽然不是人体必需脂肪酸，但相对耐高温，适合烹饪。

多吃蔬菜、菌菇类和海藻类，补充维生素和膳食纤维

理论
10

多吃肉类、蛋类、鱼类等高蛋白食品，就能满足身体对蛋白质、脂类以及大部分矿物质和维生素的需求。但这些食物里几乎不含维生素C和膳食纤维，因此也需要吃蔬菜、菌菇类和海藻类等。

说到维生素C，人们就会想到水果，但部分蔬菜里的维生素C含量反而更多。青椒、西蓝花等黄绿色蔬菜大多数含糖量较低，且维生素C含量丰富。蔬菜应该多吃深色的，除了南瓜。水果含糖量高，而且水果里的糖是容易形成甘油三酯的果糖，更容易让人发胖，要多加注意。

所有蔬菜里都含有膳食纤维。膳食纤维分为难溶于水的"不可溶性膳食纤维"和溶于水的"可溶性膳食纤维"。其中，可溶性膳食纤维尤其重要。可溶性膳食纤维是肠道菌群的最爱，肠道菌群通过"吃掉（分解）"可溶性膳食纤维，能生成一种俗称"有益菌"的肠道益生菌。此外，研究表明肠道内的益生菌吸收可溶性膳食纤维生成的短链脂肪酸能抑制甘油三酯在脂肪细胞中的蓄积。

膳食纤维的种类和功效

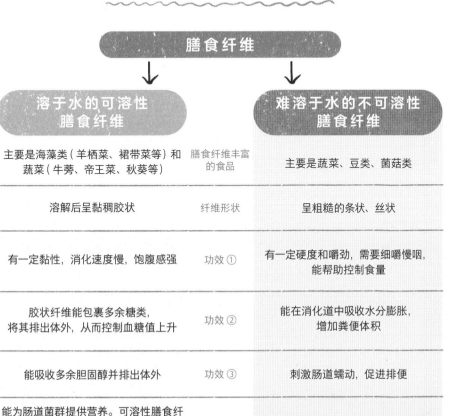

溶于水的可溶性膳食纤维		难溶于水的不可溶性膳食纤维
主要是海藻类（羊栖菜、裙带菜等）和蔬菜（牛蒡、帝王菜、秋葵等）	膳食纤维丰富的食品	主要是蔬菜、豆类、菌菇类
溶解后呈黏稠胶状	纤维形状	呈粗糙的条状、丝状
有一定黏性，消化速度慢，饱腹感强	功效①	有一定硬度和嚼劲，需要细嚼慢咽，能帮助控制食量
胶状纤维能包裹多余糖类，将其排出体外，从而控制血糖值上升	功效②	能在消化道中吸收水分膨胀，增加粪便体积
能吸收多余胆固醇并排出体外	功效③	刺激肠道蠕动，促进排便
能为肠道菌群提供营养。可溶性膳食纤维比不可溶性膳食纤维更易发酵，有助于肠道菌群产生短链脂肪酸	功效④	在大肠内发酵，分解，调节肠道环境

Point

- 研究表明，肠道益生菌有助于减肥。

- 肠道菌群吸收可溶性膳食纤维后会产生短链脂肪酸。

- 短链脂肪酸除了能为大肠等身体各个器官供能外，还具有抑制甘油三酯在脂肪细胞中蓄积、抑制食欲的功效。此外，科学家正在研究关于短链脂肪酸缓解过敏症状、提高免疫力、预防糖尿病等作用。

常见食品的含糖量 1

	食品名	含糖量（g）		食品名	含糖量（g）
肉类·肉类加工品	牛腿肉 3~4片（100g）	0.4	蔬菜类·薯类	卷心菜 2片（100g）	3.4
	牛腰肉 1块（150g）	0.6		茼蒿 1把（200g）	1.4
	牛菲力 1块（150g）	0.4		上海青 2棵（100g）	0.8
	猪腿肉 3~4片（100g）	0.2		大白菜 2片（100g）	1.9
	猪里脊肉 3~4片（100g）	0.2		菠菜 1把（200g）	0.6
	猪五花 3~4片（100g）	0.1		球生菜 3~4片（100g）	1.7
	鸡腿肉 1块（250g）	0		西蓝花 6小朵（100g）	0.8
	鸡大胸 1块（250g）	0.3		韭菜 1把（100g）	1.3
	鸡小胸 2块（100g）	0		豆芽 1袋（200g）	2.6
	羊里脊肉 100g	0.2		秋葵 10根（100g）	1.6
	混合肉馅（牛肉、猪肉）100g	0.2		南瓜 1/10个（100g）	17.1
	里脊火腿 6~7片（100g）	1.3		黄瓜 1根（100g）	1.9
	培根 5~6片（100g）	0.3		番茄 1个（150g）	5.6
	维也纳香肠 6根（约100g）	3		圣女果 5~6颗（100g）	5.8
鱼类·鱼类加工品	竹荚鱼刺身 100g	0.1		茄子 1/2个（100g）	2.9
	三文鱼 1块（100g）	0.1		彩椒 1个（120g）	6.3
	青花鱼 1块（100g）	0.3		牛蒡 1根（100g）	9.7
	秋刀鱼 1条（100g）			白萝卜 1段（100g）	2.8
	鳕鱼 1块（100g）	0.1		洋葱 1颗（150g）	10.8
	金枪鱼（瘦）刺身 5~6片（100g）	0.1		胡萝卜 1根（150g）	9.4
	鲷鱼 1块（100g）	0.1		莲藕 1节（100g）	13.5
	带壳黑虎虾 5只（100g）	0.3		红薯 1个（250g）	74.3
	牡蛎 5个（约100g）	4.7		土豆 1个（150g）	24.4
	瑶柱 4~5个（100g）	3.5	菌菇类·海藻类	金针菇 1袋（100g）	3.7
	水浸金枪鱼罐头 1罐（70g）	0.3		杏鲍菇 2~3个（100g）	2.6
	水浸青花鱼罐头 1罐（100g）	0.2		蟹味菇 1袋（100g）	1.3
	炸鱼肉饼 3块（100g）	13.9		灰树花 1袋（100g）	0.9
	竹轮 3~4根（100g）	13.5		羊栖菜（干）5g	0.3
				裙带菜 5g	0.3
				海蕴（原味）35g	0
				裙带菜根（原味）50g	0
				烤海苔 1片（3g）	0.3

※括号内为净含量

减 糖 + 轻 断 食

实践篇

　　本章将在理论篇的基础上，介绍如何在日常饮食中实践减糖轻断食。

　　轻断食指的是一日两餐，保证一定的空腹时长，但可以喝防弹咖啡等含有脂类的饮品。本章将具体介绍防弹咖啡的制作方法、隐藏菜单以及一些操作方便的食谱范例等。

　　另外，本章还将详细介绍各类可以吃但是不能过量食用的食材，这些都是减糖成功的关键。

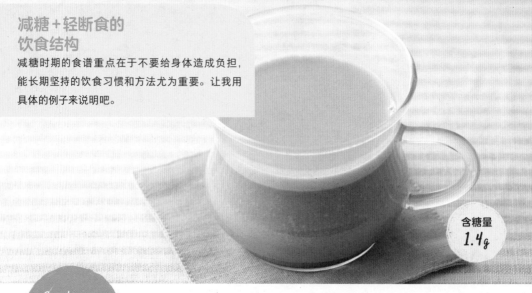

减糖+轻断食的饮食结构

减糖时期的食谱重点在于不要给身体造成负担，能长期坚持的饮食习惯和方法尤为重要。让我用具体的例子来说明吧。

含糖量
1.4g

Sample menu
断食饮品

饮用防弹咖啡等富含脂类的热饮

为了补充能量，缓解饥饿感，喝一杯含有脂肪的饮料吧。

我特别推荐用黄油和椰子油。尤其是椰子油容易转化为酮体，比其他植物油能更快地提供能量，在早上摄入效果极佳。另外，如果夏天想喝冰镇防弹咖啡，推荐添加容易溶化的液态 MCT 油（详见 P19 关于中链脂肪酸的介绍）。

搅拌均匀令其乳化是美味的秘诀

防弹咖啡

（食材（1杯份））
咖啡（温）⋯⋯⋯⋯ 200ml
黄油 ⋯⋯⋯⋯ 1~2 大勺
椰子油 ⋯⋯⋯⋯ 适量

（做法）
把黄油放进杯子里，倒入咖啡，加入椰子油后充分搅拌即可。

point

直接倒在一起，油脂和咖啡会产生分层，影响口感，保证风味的诀窍在于通过搅拌让咖啡乳化变成白色，用电动牛奶打泡器就能轻松做到。此外，还可以用果汁机搅拌，或是倒入瓶子里摇匀。

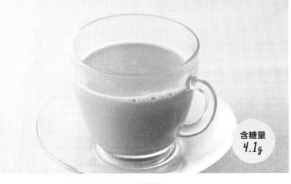

含糖量
4.1g

花生的醇香和咖啡更搭哦
花生咖啡

（食材）(1杯份)

咖啡（温）………… 200ml
花生膏（无糖无盐）………… 1~2 大勺
* 可用花生酱（无糖无盐）代替
生奶油 ………… 1~2 大勺

（做法）

在杯中加入花生膏，注入咖啡搅拌均匀。再加入生奶油搅匀即可。

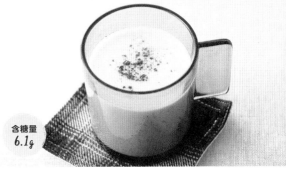

含糖量
6.1g

椰子油的甜香能让豆奶更加可口
椰子油热豆奶

（食材）(1杯份)

豆奶 ………… 200ml
椰子油 ………… 1 大勺
肉桂粉 ………… 少许

（做法）

将豆奶加热后倒入杯中，加入椰子油搅拌均匀。最后撒上肉桂粉。

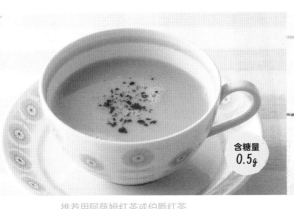

含糖量
0.5g

推荐用阿萨姆红茶或伯爵红茶
防弹红茶

（食材）(1杯份)

红茶 ………… 2 小勺
黄油 ………… 2 大勺
椰子油 ………… 1 大勺
小豆蔻（整粒）………… 1~2 粒
肉桂粉 ………… 适量

（做法）

1 将250ml水倒入小锅中烧开，放入碾碎的茶叶和小豆蔻熬煮。
2 在杯中放入黄油，将煮好的茶水过滤掉茶叶渣和小豆蔻后倒入杯中，加椰子油后搅拌均匀。按照个人口味撒上适量肉桂粉。

*也可用电动牛奶打泡器或果汁机进行搅拌使其乳化。

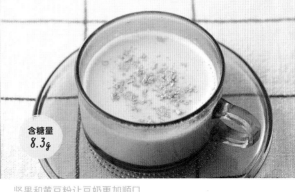

含糖量
8.3g

坚果和黄豆粉让豆奶更加顺口
黄豆粉花生豆奶

（食材）(1杯份)

豆奶 ………… 200ml
花生膏（无糖无盐）………… 1~2 大勺
* 可用花生酱（无糖无盐）代替
黄豆粉 ………… 适量

（做法）

在杯中放入花生膏和黄豆粉搅拌均匀，注入温热的豆奶拌匀。最后再撒上少许黄豆粉。

基础饮食结构——
"多菜、少饭"的食谱

亚洲人的饮食习惯是主食配菜。不吃米饭或面食可能会导致精神压力大，让减糖半途而废。要想长期坚持下去，保持健康的饮食搭配，多吃菜少吃主食更现实。外出吃饭或购买便当时也一样，主食就只吃半份吧。

主菜、副菜 & 少饭的日常食谱

本书规定一餐摄入的糖类（主食＋配菜）控制在 40~50g。其中，配菜的糖类控制在 20g 左右。建议大家每餐吃主菜和副菜等多种菜，从各种食材中摄取不同的营养。

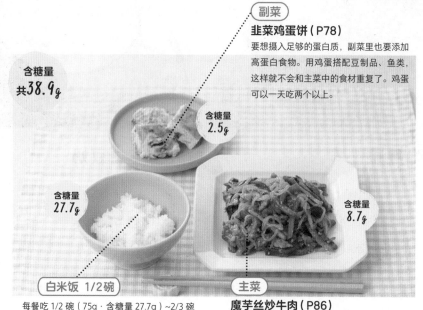

含糖量
共38.9g

（副菜）
韭菜鸡蛋饼（P78）
要想摄入足够的蛋白质，副菜里也要添加高蛋白食物。用鸡蛋搭配豆制品、鱼类，这样就不会和主菜中的食材重复。鸡蛋可以一天吃两个以上。

含糖量
2.5g

含糖量
27.7g

含糖量
8.7g

（白米饭 1/2 碗）
每餐吃 1/2 碗（75g·含糖量 27.7g）~2/3 碗（100g·含糖量 36.9g）白米饭就能补充足够的糖类。如果觉得量少，可以加入肉和菜做成菜饭。

（主菜）
魔芋丝炒牛肉（P86）
主菜要以高蛋白食物为主，搭配蔬菜。体重 60kg 的人一天需摄取约 90g 蛋白质。因此每餐推荐吃 225g 左右的肉类或鱼类。

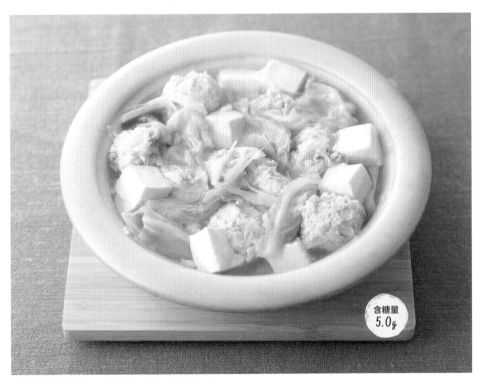

含糖量
5.0g

吃火锅最省事！一锅吃到饱

如果你不擅长做饭，或觉得做好几道菜太麻烦了，那就推荐你吃火锅（P102~114）。

火锅里有肉类、豆制品和蔬菜等各种食材，如果调料中含糖量很低，还可以把汤也喝光。

（图为 P104 鸡肉丸子豆腐锅）

不吃主食时的下酒菜，饮酒人士也能尽情享用

这样的饮食方式可以尝试各类菜品，就像在居酒屋点菜一样。还可以选择多做些菜留着之后吃。酒水要选择含糖量低的蒸馏酒。蒸馏酒度数较高，注意不要贪杯。那些希望最后吃点什么填饱肚子的人可以喝点味噌汤，怕麻烦的话可以买速溶的，或用大酱汤、海带汤等替代，这样就算不摄入碳水化合物也不会饿肚子。

花样下酒菜食谱

体重 60kg 的人每天需要摄入的蛋白质约为 90g，因此每餐需摄入 45g，换算为肉类或鱼类的重量则为 225g 左右。每道菜最好都用高蛋白食物，摄入蛋白质还有助于分解酒精，保护肝脏。

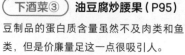

下酒菜③ **油豆腐炒腰果**（P95）
豆制品的蛋白质含量虽然不及肉类和鱼类，但是价廉量足这一点很吸引人。

下酒菜② **大虾炒西蓝花**（P75）
大虾和蔬菜搭配，大虾含有丰富的蛋白质，易熟，烹饪时间短。

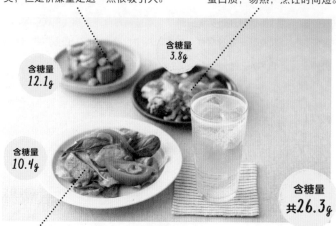

含糖量 12.1g

含糖量 3.8g

含糖量 10.4g

含糖量 共26.3g

下酒菜① **黄油嫩煎鸡肉沙拉**（P65）
嫩煎鸡肉佐可生食的嫩叶菜，能高效摄取蛋白质和维生素。

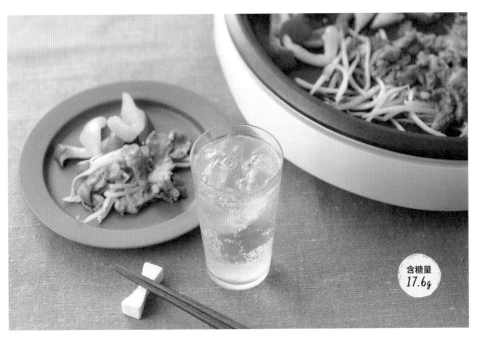

含糖量
17.6g

吃烤肉最省事! 还能多吃蔬菜

吃烤肉虽然可以选择自己喜欢的肉的种类和部位，但要注意烤肉酱大都很甜。

可以不用烤肉酱，自己调味，简单地撒点盐和胡椒粉等，减少糖类的摄入。

（图为 P63 味噌味烤羊肉片）

可以吃的食材

肉类

肉类是优质的蛋白质来源，要多吃肉。肉类中含有的脂肪（动物油）也是重要的脂类来源。虽然很多人都觉得脂肪对健康有害，但动物油含有不易氧化的饱和脂肪酸，还含有微量 ω-3 脂肪酸。

推荐理由

1 肉类是组成肌肉、血液等人体组织的蛋白质来源。

2 肉类含有的脂类能为人体提供能量，还是细胞膜和神经组织的组成部分。

3 肉类含有丰富的 B 族维生素、维生素 D 和铁等营养元素。

鸡肉 鸡肉中含有丰富的维生素 A，有保护皮肤和黏膜的功效。其优点是比其他肉类更易消化，价格低廉。不同部位的鸡肉各有特点，鸡大胸和鸡腿肉脂肪含量少，味淡。

鸡腿肉（100g）	鸡大胸（100g）

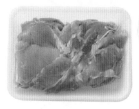

含糖量
0g

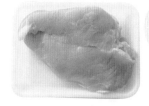

含糖量
0.1g

肉质比鸡大胸肉略硬，但有适量脂肪，更加鲜美。

脂肪含量少，口感柔软。含有丰富的抗疲劳物质咪唑肽，有助于减轻疲劳感。

猪 肉

猪肉中维生素 B_1 的含量在各类食材中首屈一指。维生素 B_1 是代谢糖类所必需的营养素，还有助于缓解疲劳，和韭菜、洋葱等含有的芳香物质——大蒜素一起食用能促进其吸收。

薄切猪肉片（100g）

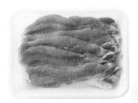

含糖量
0.2g

嫩煎或炸猪排用的猪肉（100g）

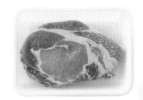

含糖量
0.2g

不同部位的薄切猪肉脂肪含量也不同。脂肪较少的有猪脂力肉、猪腿肉，脂肪最多的是五花肉。猪里脊和猪肩肉含有适量脂肪，肉质柔软。

嫩煎或炸猪排用的猪肉一块约150g。为了使猪排加热后不缩水，需在白肉与瘦肉的分界处划数刀（去筋）。

牛 肉

牛肉中含有丰富的铁，有利于预防贫血。瘦肉中含有大量肉碱，是燃烧脂肪不可或缺的成分。比起高级的雪花牛肉，还是多吃瘦肉吧。

牛碎肉（100g）

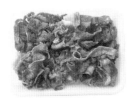

含糖量
0.2g

碎肉是各个部位混合在一起的碎末，在牛肉中属于比较便宜的一类。

肉类加工品
不能多吃!

含糖量
3g

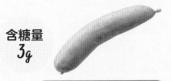

维也纳香肠（100g）

维也纳香肠、火腿、培根等加工食品含糖量比我们想象得更高，不仅如此，这类食品中还含有大量食品添加剂，因此不能吃太多，也不能常吃。

可以吃的食材

2 鱼类、贝类和虾

鱼油中含有丰富的 EPA、DHA 等 ω-3 脂肪酸。这些成分能减少甘油三酯的摄入，降低胆固醇，疏通血管。要记住多吃青花鱼、鲥鱼、三文鱼、沙丁鱼哦。

推荐理由

1 为肌肉、血液等人体组织提供蛋白质。

2 青背鱼等鱼类中含有丰富的 ω-3 脂肪酸（EPA、DHA）。

3 有助于补充维生素D、铁等营养物质。

金枪鱼（100g）

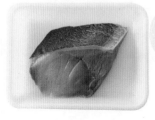

含糖量
0.1g

金枪鱼背部的红肉含有大量蛋白质，鱼腹含有许多 EPA 和 DHA。EPA、DHA 加热易分解，生吃能减少营养损失，提高吸收率。

三文鱼（100g）

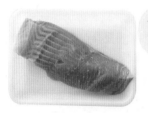

含糖量
0.1g

三文鱼中含有丰富的 EPA 和 DHA。不仅如此，其含有的红色素、虾青素的抗氧化效果更是维生素 C 的 6000 倍，有助于延缓衰老。

鰤鱼 (100g)

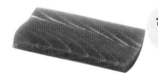

含糖量
0.1g

鰤鱼中的 ω-3 脂肪酸（EPA、DHA）含量在鱼类中是最多的，有助于清除血液中的垃圾，还能起到减少甘油三酯的作用。同时含有丰富的维生素 A、B 族维生素和维生素 D。

鳕鱼 (100g)

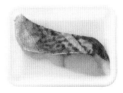

含糖量
0.1g

鳕鱼脂肪含量少，口味清淡。肉质柔软易消化，适合蒸着吃或涮着吃。

蛤蜊 (100g)

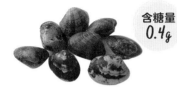

含糖量
0.4g

贝类含有丰富的锌等矿物质。锌在氨基酸生成蛋白质的过程中扮演着重要角色，也是生成新细胞不可或缺的营养物质。

虾 (100g)

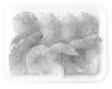

含糖量
0.3g

虾的脂肪含量低，蛋白质含量高，除了含有铁、锌等矿物质外，还含有能保护肝脏的牛磺酸。

水浸青花鱼罐头 (100g)

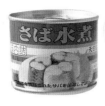

含糖量
0.2g

营养丰富，含有能疏通血管的 EPA、DHA 和构成健康骨骼所必不可少的钙。

需要注意食用量！

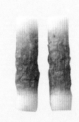

含糖量
13.5g

竹轮 (100g)

竹轮和炸鱼肉饼等鱼肉制品多为甜口，含糖量高，要注意不能多吃。

3 大豆及豆制品

大豆也被称作"长在农田里的肉"，含有丰富的植物蛋白，含糖量低。钙、镁等有助于调节身体机能的矿物质含量也很高。大豆能制成纳豆、豆腐、油豆腐等，烹饪方式多样，这也是大豆及豆制品的魅力之一。

推荐理由

1 含糖量低，能补充植物蛋白，价格实惠。

2 豆制品种类丰富，烹饪方式多样，好吃不腻。

3 煮或蒸熟的大豆以及纳豆含有丰富的膳食纤维。制成的豆腐或油豆腐饱腹感强。

北豆腐（300g/块）

含糖量
3.6g

北豆腐低糖高蛋白。内酯豆腐含糖量为5.1g（300g/块），需要控糖时还是选择北豆腐更合适。

蒸大豆（100g）

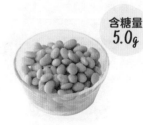

含糖量
5.0g

用高压锅蒸熟的大豆口感软烂，含有丰富的膳食纤维。水溶性维生素损失少，大豆的营养不会流失。

油豆腐（200g/块）

含糖量
0.4g

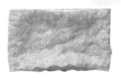

油炸过的油豆腐中水分较少，浓缩了蛋白质、维生素和矿物质，而且很有嚼劲，饱腹感强。

纳豆（40g/袋）

含糖量
2.1g

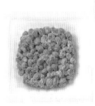

经过纳豆菌发酵，营养更易吸收。纳豆的"拉丝"里含有的纳豆激酶有助于降低血液黏度，促进血液循环。

可以吃的食材
4
鸡蛋

　　鸡蛋是补充优质蛋白质的首选。含糖量低，每个鸡蛋仅含约0.1g糖。价格实惠，烹饪简单，花样繁多，是优质食物中的"天选之子"。

推荐理由

1 含有丰富的蛋白质，是皮肤、肌肉、血液、激素等的组成部分。

2 除了维生素C和膳食纤维以外，其他营养也很丰富。

3 价格实惠，保质期长。烹饪花样多，和其他食材易搭配。

鸡蛋（50g/个）

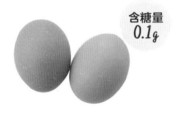

含糖量
0.1g

鸡蛋需要冷藏保鲜，水煮蛋和溏心蛋的做法也很简单。每天最好吃两个。

5 油脂

脂肪酸种类不同的油脂,其特点也不一样,保健效果也有所不同。优质的油脂有动物油以及富含 ω-3 脂肪酸、ω-9 脂肪酸和中链脂肪酸的油。其中也有遇热易氧化的油,要注意区分使用。

推荐理由

1 既是能量来源,又是组成细胞膜和神经组织的材料。

2 动物油和 ω-3 脂肪酸、ω-9 脂肪酸等优质油脂具有良好的保健效果。

3 适量摄入油脂并不会导致肥胖。

亚麻籽油

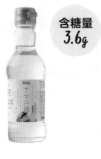

含糖量
3.6g

橄榄油

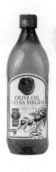

含糖量
0g

亚麻籽油的主要成分为 α 亚麻酸,属于 ω-3 脂肪酸。用亚麻籽制成,常温下为液态。亚麻籽油不耐热,不适合高温烹饪。建议生食,如拌沙拉等。

橄榄油的主要成分为油酸,属于 ω-9 脂肪酸。常温下为液态,耐热性较强,是生食、加热均可的食用油。因为用橄榄压榨而成,果皮中含有的多酚也溶解在了油里。

动物油	椰子油

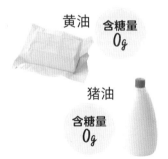

黄油 含糖量 0g

猪油 含糖量 0g

含糖量 0g

动物油的主要成分为饱和脂肪酸。常温下为固态，不易氧化，耐热，适合高温烹饪。动物油具有促进脂溶性维生素 A、维生素 D、维生素 E、维生素 K 等的吸收作用。另外，动物油中的胆固醇还是人体组织细胞的重要成分，是合成胆汁和某些激素的重要原料。

椰子油含有饱和脂肪酸，主要成分为月桂酸等中链脂肪酸。中链脂肪酸在进入人体约 3 个小时后开始转化为能量（酮体）。在约 20℃以下的环境中会凝固。椰子油不易氧化，适合高温烹饪。

超市常见的油有几种？

ω-6 脂肪酸物美价廉，但容易摄入过量，要多加注意。

（芝麻油）

亚油酸、油酸含量接近，同时有 ω-9 脂肪酸和 ω-6 脂肪酸的特征。耐热性较强，适合高温烹饪。

（菜籽油）

菜籽油虽然主要成分是油酸，属于 ω-9 脂肪酸，但普遍被当作色拉油使用，也常与 ω-6 脂肪酸类的油搭配使用。购买时要注意检查，以免买到转基因菜籽油。

（花生油）

花生油中的不饱和脂肪酸达 80% 以上，其中油酸约 41.2%，亚油酸 37.6%。总体来说，花生油的脂肪酸构成较好，易于人体吸收。

（棉籽油）

即以棉花籽榨的油。棉籽油含有 ω-6 脂肪酸，主要成分为亚油酸。

（葡萄籽油）

葡萄籽油含有 ω-6 脂肪酸，主要成分为亚油酸。

（玉米油）

玉米油含有 ω-6 脂肪酸，主要成分为亚油酸。

（米油）

米油中含有亚油酸和油酸，同时具有 ω-9 脂肪酸和 ω-6 脂肪酸的特征。耐热性较强，无异味，适合高温烹饪（尤其是油炸类）。

6 蔬菜类

蔬菜是维生素 C 和膳食纤维的主要来源，要多吃。不同蔬菜的含糖量有高有低，但不必过于在意。多吃绿叶蔬菜，再把红、黄、白等各色蔬菜都吃全，就能保证营养均衡。

推荐理由

1 是人体不可或缺的维生素 C 的供给源。
2 含有丰富的膳食纤维，能调节肠道环境。
3 蔬菜的色素和香气中含有对健康有益的成分。

含糖量较低的蔬菜

菠菜 (100g)

含糖量
0.3g

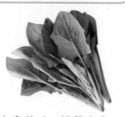

菠菜中含有丰富的 β-胡萝卜素，进入人体后会变成维生素 A，有保护皮肤和黏膜的效果。1 把菠菜约 200g。

小松菜 (100g)

含糖量
0.5g

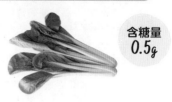

小松菜中含有大量 β-胡萝卜素等维生素以及铁、钙等矿物质。1 把小松菜约 200g。

茼蒿（100g）

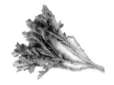

含糖量
0.7g

茼蒿中不仅含有丰富的 β–胡萝卜素，有助于保持皮肤健康，美容养颜。还含有大量可以补血的铁，多吃茼蒿能预防贫血。1 把茼蒿约 200g。

西蓝花（100g）

含糖量
0.8g

西蓝花中含有维生素 C、β–胡萝卜素、铁、锌等营养成分，是蔬菜中的大明星。1 整朵西蓝花约 300g。

上海青（100g）

含糖量
0.8g

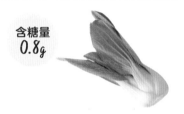

上海青中含有大量的维生素 C、β–胡萝卜素等维生素。炒着吃口感爽脆。2 棵上海青约 100g。

韭菜（100g）

含糖量
1.3g

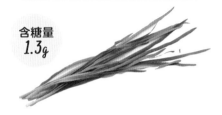

韭菜中不仅含有 β–胡萝卜素，还有芳香成分——大蒜素，有助于缓解疲劳。1 把韭菜约 100g。

秋葵（100g）

含糖量
1.6g

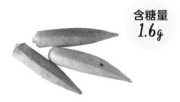

秋葵中含有大量的 β–胡萝卜素，切开后渗出的黏液能包裹住糖类，起到抑制血糖值上升的作用。10 根秋葵约 100g。

球生菜（100g）

含糖量
1.7g

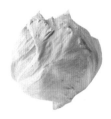

球生菜可以直接生吃，手撕即可烹饪，简便省事。1 颗球生菜约 300g。

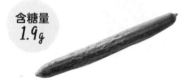

黄瓜（100g）

含糖量
1.9g

黄瓜可以直接生吃，也可以做成凉拌菜。烹饪简便，十分方便。

芦笋（100g）

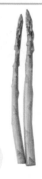

芦笋中含有天冬氨酸，是氨基酸的一种，具有缓解疲劳的功效。芦笋的膳食纤维含量也很丰富。5~6根芦笋约100g。

含糖量
2.1g

含糖量较高的蔬菜

洋葱（100g）

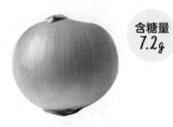

含糖量
7.2g

洋葱中含有刺激性芳香物质——大蒜素，能促进维生素 B_1 的吸收，可有效缓解疲劳。1颗洋葱约150g。

番茄（100g）

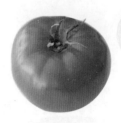

含糖量
3.7g

番茄中含有番茄红素，有很强的抗氧化作用，还能清除血液中的垃圾，多吃有益身体健康。1个番茄约150g。

茄子 (100g)

含糖量
2.9g

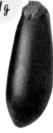

茄子皮含有的紫色色素是多酚的一种，叫作茄色苷，具有抗氧化的功效。1个茄子约200g。

牛蒡 (100g)

含糖量
9.7g

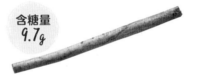

牛蒡中含有丰富的水溶性膳食纤维——菊糖，能有效增加肠道里的益生菌。1根牛蒡约100g。

白萝卜 (100g)

含糖量
2.8g

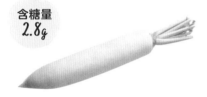

白萝卜中含有消化酶，但不耐高温。想要补充酶建议制成生萝卜泥或凉拌萝卜食用。1根白萝卜重约900g。

花椰菜 (100g)

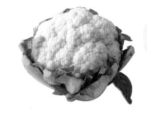

含糖量
2.3g

含有丰富的维生素C和膳食纤维。口味清淡的花椰菜可以用来代替米饭作为主食食用。1颗花椰菜重约400g。

莲藕 (100g)

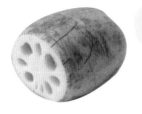

含糖量
13.5g

莲藕的含糖量虽然高，但它的"拉丝"能发挥水溶性膳食纤维的功效。1节中等大小的莲藕约200g。

彩椒 (100g)

含糖量
5.3g

彩椒中含有丰富的维生素C，一个彩椒就能提供人体一天所需的维生素C。可以拌沙拉生吃，也可以炒着吃。1个彩椒约120g。

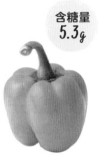

青椒 (100g)

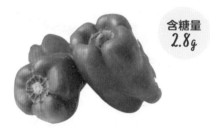

含糖量
2.8g

青椒中含有非常丰富的维生素 C，约 3 个（100g）青椒就能提供人体每日所需的维生素 C。维生素 C 不耐高温，加热时间不宜过长。

卷心菜 (100g)

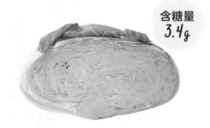

含糖量
3.4g

卷心菜中含有大量维生素 U，有保护胃黏膜的作用。1 片卷心菜菜叶约 50g。

胡萝卜 (100g)

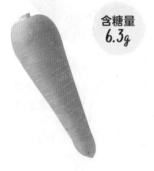

含糖量
6.3g

胡萝卜里的 β−胡萝卜素含量在蔬菜中名列前茅，β−胡萝卜素不仅有助于保护皮肤和黏膜，还能提高人体免疫力。1 根胡萝卜约 150g。

注意！！

含糖量
17.1g

南瓜 (100g)

南瓜中含有丰富的 β−胡萝卜素，却是高糖食品，不宜食用过多。食用南瓜时要注意适量，不要另外再放糖。

7 菌菇类

菌菇类属于低糖食物，多吃一点也不用担心发胖。菌菇中含有的膳食纤维主要是不可溶性膳食纤维，在胃和肠道里吸水后会膨胀，饱腹感强，而且菌菇中含有丰富的维生素和矿物质，如能促进钙吸收的维生素 D 等。

推荐理由

1 低糖，可以多吃一点。

2 不可溶性膳食纤维含量丰富，饱腹感强。

3 含有大量的维生素和矿物质。

蟹味菇 (100g)

含糖量
1.3g

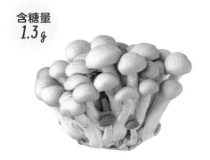

蟹味菇一年四季都有，口感清淡，适合用来烹饪各类菜肴。1 盒蟹味菇约 100g。

香菇 (100g)

含糖量
2.1g

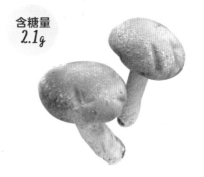

除了含有维生素 D 之外，还含有促进蛋白质和脂类代谢的烟酸。1 个大香菇约 25g。

金针菇 (100g)

含糖量
3.7g

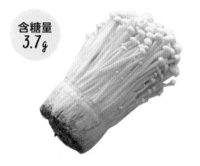

金针菇特有的黏液是一种水溶性膳食纤维，能被肠道菌群消化吸收，还能包裹糖类，从而抑制血糖值上升。1盒金针菇约100g。

杏鲍菇 (100g)

含糖量
2.6g

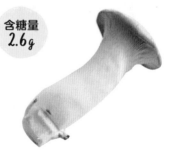

杏鲍菇有着独特的口感，可以成为菜肴中的主角。此外，杏鲍菇还含有大量的维生素D。1个杏鲍菇约50g。

灰树花 (100g)

含糖量
0.9g

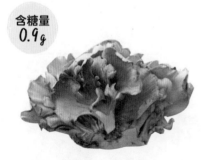

灰树花中维生素D的含量在菌菇类里是数一数二的。灰树花中还含有丰富的烟酸。1盒灰树花约100g。

8 海藻类

海藻类是低糖食物，含有丰富的膳食纤维，其中大部分是水溶性膳食纤维，这是它的独特之处。海藻表面的黏液就是一种水溶性膳食纤维，其中羊栖菜含有的水溶性膳食纤维较多。

推荐理由

1 低糖，可以多吃一点。

2 含有丰富的水溶性膳食纤维，有助于调节肠道环境。

3 含有丰富的钙、镁等矿物质。

裙带菜（5g·泡发后30g）

含糖量 **0.3g**

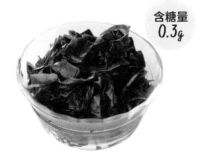

裙带菜中含有丰富的维生素和矿物质，如能修复皮肤和黏膜的 β - 胡萝卜素、能让骨质强健的钙等。裙带菜用水泡发后体积会膨胀到原来的 12 倍左右。

羊栖菜（干·10g）

含糖量 **0.6g**

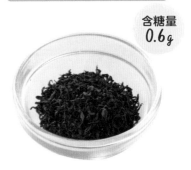

羊栖菜的水溶性膳食纤维含量在海藻中是数一数二的。含有钙、镁、铁等矿物质。1 大勺羊栖菜约 3g，用水泡发后体积会膨胀到原来的 8~10 倍。

可以吃的食材 9

坚果类

坚果营养丰富，含有大量脂类和矿物质。因为坚果低糖且膳食纤维含量高，适合当零食解馋。不同的坚果所含脂类的成分也有所不同。建议多吃混合坚果，保证营养均衡。

推荐理由

1 含糖量低，富含膳食纤维。
2 含有ω-3脂肪酸和ω-9脂肪酸。
3 含有维生素E、钙和镁等营养素。

混合坚果（约40g）

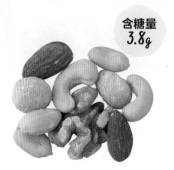

含糖量
3.8g

每天吃1把坚果（40~50g）能摄入优质脂肪。核桃中不仅含有ω-3脂肪酸，也含有大量ω-6脂肪酸。而杏仁、花生、腰果中都含有丰富的ω-9脂肪酸。

1 乳制品

乳制品可以当作蛋白质和钙的来源之一，但不同种类的乳制品含糖量有所不同。牛奶中含有乳糖，喝牛奶也要注意不要"贪杯"。

饮食要点

1 适度摄入乳制品可以补充蛋白质和钙。

2 牛奶中含有乳糖，每天摄入100ml左右为宜。

3 奶酪含糖量低，适合当零食解馋，但要注意别吃太多。

生奶油（100g）

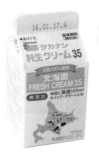

含糖量
3.1g

原味酸奶（100g）

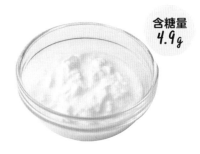

含糖量
4.9g

生奶油含糖量低，但烹饪过程中绝对不能另外加糖。可以用来搭配咖啡或用于烹饪。1大勺生奶油约15g。

原味酸奶的含糖量较高，但乳酸菌和酶能让乳糖更易分解，不易引发乳糖不耐受症。要注意选择不添加糖的原味酸奶。1小盒原味酸奶约100g。

牛奶 (100ml)

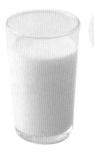

含糖量
5.0g

如果你有乳糖不耐受症，喝牛奶会闹肚子，保险起见还是不喝为妙。牛奶中含有乳糖，过量饮用会摄入大量糖类，建议一天喝100ml左右。

奶酪在生产过程中会去除乳清，乳清中含有的乳糖也被一并去除了，因此乳糖含量较低。奶酪中浓缩的蛋白质和钙含量约为牛奶的6倍，是减糖期间的热门零食。

再制奶酪 (100g)

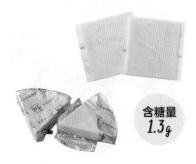

含糖量
1.3g

价格实惠，食用方便，在超市或便利店就能轻易买到。1片再制奶酪或1/6块干酪约为18g。

天然奶酪 (卡芒贝尔奶酪100g)

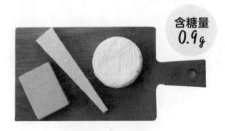

含糖量
0.9g

天然奶酪会产生乳酸菌，有调节肠道环境的功效，建议多吃。1块卡芒贝尔奶酪约17g。

需小心食用的食材

水果

水果是人体维生素 C 和膳食纤维的主要来源，但大多数水果的含糖量都很高。水果中的糖是果糖，容易在人体内形成脂肪。此外，果糖比葡萄糖的升糖速度更慢，不容易产生饱腹感，要注意别吃多了哦。

饮食要点

1 水果中的糖是果糖，容易导致肥胖，要注意。

2 果糖不易升糖，一不小心就容易吃多，要注意适量食用。

3 水果是维生素 C 和膳食纤维的重要来源。

草莓 (100g)

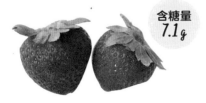

含糖量
7.1g

1 颗草莓约 15g。每天吃 5 颗草莓，能摄入约 47mg 的维生素 C，约为人体每天所需维生素 C 的一半多。

葡萄柚 (100g)

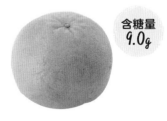

含糖量
9.0g

1 颗葡萄柚的可食用部分约为 200g。每天吃 1/4 颗即可。

猕猴桃 (100g)

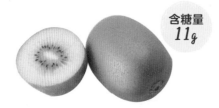

含糖量
11g

1 个猕猴桃约 100g。每天吃半个猕猴桃，能摄入 35mg 的维生素 C，约为人体每天所需维生素 C 的一半。

香蕉 (100g)

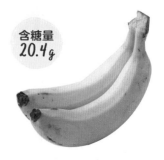

含糖量
20.4g

香蕉的含糖量非常高，但很多人会把它作为减肥食材。1 根香蕉的可食用部分约 100g。每天吃 1/4 根即可。

苹果 (100g)

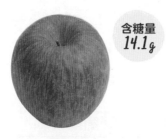

含糖量
14.1g

1 个苹果的可食用部分约 250g。每天吃 1/8 个苹果，可摄入 0.6g 膳食纤维。

橙子 (100g)

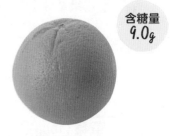

含糖量
9.0g

1 个橙子的可食用部分约 150g。每天吃半个即可。

西瓜 (100g)

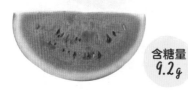

含糖量
9.2g

1 个普通大小的西瓜果瓤部分重约 2.8kg。每天吃 100g 即可，避免食用过多。

注意！！

牛油果 (100g)

含糖量
0.9g

牛油果是一种营养价值很高的低糖水果，不仅含有丰富的抗衰老物质——维生素 E，还含有丰富的脂肪酸和蛋白质等。1 个牛油果就能提供每日所需膳食纤维的一半左右。

1 甜饮料

常喝碳酸饮料和果汁的人只要戒掉这类饮料就会瘦下来。喝饮料没什么负罪感，容易一不小心就喝太多。运动饮料的营养成分易被身体吸收，容易升糖，需多加注意。

饮食要点

1 用水或茶代替饮料。
2 不喝运动饮料和零卡饮料。
3 喝咖啡或红茶时不放白砂糖。

橙汁（500ml/杯）

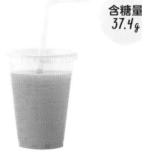

含糖量
37.4g

市售的橙汁虽然是用果汁制成的，但在加工过程中会添加大量的糖。如果看中橙汁的营养价值，还不如直接吃橙子。

运动饮料（500ml/瓶）

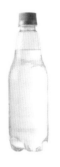

含糖量
25.5g

运动饮料给人很健康的印象，其实含有大量的糖，而且容易被人体吸收，会导致血糖值迅速上升。除了加了人工甜味剂等食品添加剂的饮料，还要小心那些加了果葡糖浆的运动饮料。

碳酸饮料 （可乐·500ml/瓶）

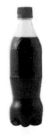

含糖量
57g

碳酸饮料容易一不小心就喝多，从而摄入大量的糖。添加了人工甜味剂的零卡汽水虽然不会让血糖值上升，但甜味会促进胰岛素分泌，容易导致身体机能紊乱。

市售蔬果汁 （200ml/杯）

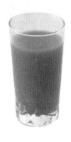

含糖量
17.4g

市售蔬果汁给人十分健康的感觉，但不同商品的含糖量大相径庭，有些蔬果汁每200ml的含糖量甚至达到了20g以上。

咖啡饮料

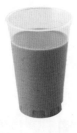

含糖量
16.4g

市面上的咖啡饮料中大多添加了甜味剂，购买时要注意看成分表。请选择无糖咖啡饮料。

放了两颗方糖的咖啡

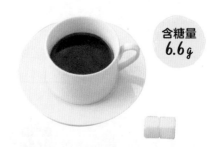

含糖量
6.6g

1颗方糖约3.3g，含糖量也为3.3g。条形包装的白砂糖也几乎一样。减糖时往咖啡和红茶里加糖是大忌。

酸奶 （200ml/杯）

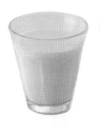

含糖量
26g

酸奶给人很健康的印象，但市面上很多酸奶都加了大量的糖，含糖量很高。因此喝酸奶一定要选无糖酸奶。

不能过量食用的食材

2 点心、零食

甜点心是用白砂糖加上小麦粉、大米等碳水化合物制成的，即使是少量的点心含糖量也很高。很多零食都是用小麦粉、土豆和大米制成的。盐味、酱油味的零食虽然不甜，但也属于高糖食品，尽量不要吃。

饮食要点

1 点心虽小，含糖量却很高。

2 零食就算不甜，也是糖分炸弹。

3 不买点心、零食。

仙贝（40g/2大块）

含糖量
35.2g

仙贝的原材料是大米，因此含糖量很高，经过蒸、碾等工序制成，易于消化，更容易导致血糖值上升。

蛋糕（草莓蛋糕60g/个）

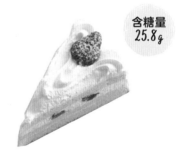

含糖量
25.8g

西式点心添加了生奶油，与传统点心相比含糖量较低，但吃一块也能顶半顿饭摄入的糖了。

薯片 (60g/包)

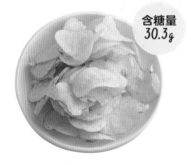

含糖量
30.3g

薯片的原料是土豆，因此本质上是碳水化合物（糖类）。制作薯片时，要将土豆捣成泥，进行加工，虽然更易于消化，但是容易导致血糖值上升。

日式点心 (大福·70g/个)

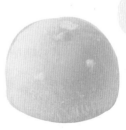

含糖量
35.2g

大福的原料是大米、糯米、白砂糖等。比起添加了生奶油的西式点心，其实日式点心的含糖量更高，吃了更易发胖。

菠萝包 (100g)

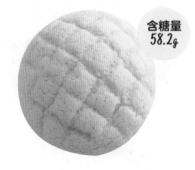

含糖量
58.2g

菠萝包的原料是小麦粉和白砂糖。有不少人用面包代餐，但其实它们的含糖量比蛋糕还要高。

曲奇 (巧克力曲奇20g/2块)

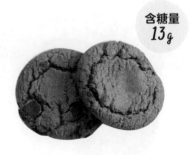

含糖量
13g

曲奇饼干是由小麦粉、白砂糖等制成的。因为体积小巧，口感酥脆，容易一吃就停不下来。

不能过量食用的食材

✕3 米饭、面包、面条

减少摄入碳水化合物能大大提高减肥效果。完全戒掉主食难度较高，先从只吃半碗至 2/3 碗饭开始吧。少吃的米饭可以用配菜补上，补充蛋白质是减糖的基本原则。

饮食要点

1 米饭减半，用高蛋白配菜补上。

2 生意大利面每次用量不超过40g，乌冬面和荞麦面只放一半，增加肉类和配菜的比例。

3 8片装吐司最多只能吃1片。

饭团（100g/个）

含糖量
39.0g

便利店的饭团每个约 100g，和适当的配菜搭配也不失为一个选择。要注意看营养成分表。

米饭（150g/碗）

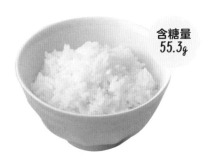

含糖量
55.3g

只吃一碗饭，每餐的糖摄入量（40~50g）就超标了，因此要少吃米饭，可以吃 1/2 碗或者 2/3 碗。

方便面（1碗）

含糖量
45.7g

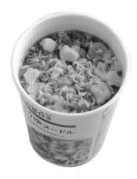

含糖量高，从营养价值上来看不宜食用。

水煮乌冬面（200g/份）

含糖量
41.6g

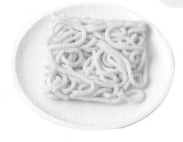

吃乌冬面容易变成一顿碳水大餐，需要尽量避免。但如果实在想吃，可以少煮一点面，多加肉类和蔬菜。

水煮荞麦面（200g/份）

含糖量
48.0g

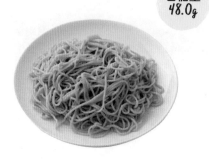

荞麦面是很多人减肥期间会选择的主食，但荞麦面的含糖量很高，建议不要吃太多，吃的时候要多加肉类和蔬菜。

意大利面（干·80g）

含糖量
56.9g

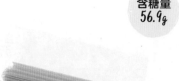

意大利面是非常扛饿的主食，口感劲道，搭配番茄、肉酱等口味非常丰富。但意大利面的含糖量很高，每日最多可以吃40g（干），而且要搭配肉类和蔬菜。

三明治（1份）

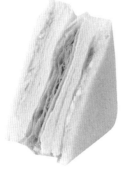

含糖量
29.2g

三明治中有配菜，面包占比较少，含糖量比饭团更低。若合理搭配配菜，可加入日常食谱中。

夹馅面包（炒面面包·1个）

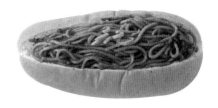

含糖量
48.0g

含糖量高，面包和面条都属于主食，缺少肉类和蔬菜，从营养价值上来看不宜食用。

吐司（8片装·1片）

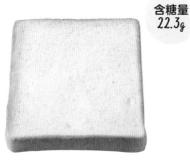

含糖量
22.3g

购买吐司时建议买8片装的，吃1片（50g）即可。目前市面上也有不少宣称"低糖"的吐司，大家在选购时要擦亮眼睛。

※ 1大块同等克重的面包，会切成6片、8片、12片等不同等份。

不能过量食用的食材

4 薯类及其他

薯类是高糖食品，容易不小心吃多。玉米不属于蔬菜，而是谷类，和大米、小麦一样都不宜多吃。果干是水果干燥制成的，因为失去了水分，果肉中的含糖量更高。

饮食要点

1 主食和薯类不要同时吃，可以用薯类代替主食。

2 不要把玉米当作蔬菜，它是谷类。

3 要注意果干的含糖量也很高。

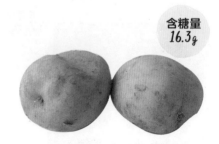

红薯 (100g)

含糖量
30.3g

土豆 (100g)

含糖量
16.3g

1 个约 200g 重的红薯含糖量高达 60.6g。烤红薯因为失去了水分，含糖量更高。红薯虽然含有丰富的膳食纤维，但因为高糖，不宜食用太多。

1 个土豆重约 150g。举例来说，1 人份的土豆烧肉要用约 1 个土豆，调味又偏甜，不宜在减糖期间食用。炸薯条和土豆泥也容易让人停不下嘴。

芋头 (100g)

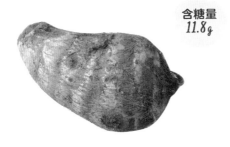

含糖量
11.8g

1 个芋头的可食用部分约 100g。在薯类中含糖量较低。

山药 (100g)

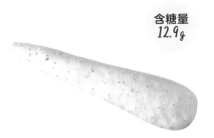

含糖量
12.9g

山药是薯类中含糖量较低的一种。此外，山药的黏液能发挥水溶性膳食纤维的功效。

甜玉米 (冷冻或罐头玉米·100g)

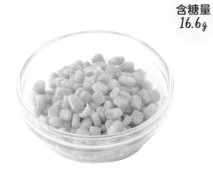

含糖量
16.6g

玉米和大米、小麦并称为三大谷物。罐头的含糖量就不用说了，哪怕是夏天的应季玉米含糖量也很高，不宜食用过多。1 根新鲜玉米的可食用部分约130g，含糖量约为 18g。

果干 (葡萄干·100g)

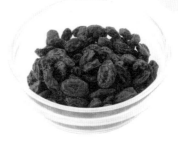

含糖量
76.6g

果干是将高糖水果去除水分后干燥制成的，体积虽小，含糖量却很高。人们普遍觉得果干很健康，但实际上不宜多吃。

常见食品的含糖量 2

	食品名	含糖量(g)		食品名	含糖量(g)
蛋・豆制品・奶制品	水煮蛋 1个（50g）	0.1	水果	香蕉 1根（85g）	17.3
	北豆腐 1块（300g）	3.6		西瓜 100g	9.2
	内酯豆腐 1块（300g）	5.1		葡萄柚 1个（210g）	18.9
	油豆腐 1块（35g）	0		菠萝 1块（100g）	11.9
	炸豆腐块 1块（250g）	0.5	零食	核桃 10颗（30g）	1.2
	纳豆 1盒（40g）	2.1		巴旦木 9颗（10g）	1
	大豆（水煮） 100g	0.9		鱿鱼丝 5片（10g）	0
	豆奶 200ml	6.1		混合小鱼干 1小袋（20g）	5.9
	牛奶 200ml	10		泡芙 1个（60g）	15.2
	无糖原味酸奶 1小杯（50g）	2.5		咖啡果冻 1个（100g）	10.4
	再制奶酪6片装 1片（18g）	0.2		布丁 1个（90g）	13.2
	卡芒贝尔奶酪 1块（17g）	0.2		香草冰淇淋 1小杯（50g）	11.2
谷物（米饭・面包・面条）	米饭 1碗（150g）	55.3		草莓蛋糕 1块（60g）	25.8
	米饭 4/5碗（120g）	44.2		曲奇 5块（50g）	32.5
	米饭 2/3碗（100g）	36.9		仙贝（盐味） 2~3块（45g）	39.6
	糙米饭 1碗（150g）	51.3		酥皮点心 1个（50g）	28.1
	糙米饭 2/3碗（100g）	34.2	调料	白砂糖 1大勺	8.9
	玉米罐头 100g	16.6		盐 1小勺	0
	吐司8片装 1片（50g）	22.3		老抽 1大勺	1.8
	意大利面（干） 1餐份（80g）	56.9		生抽 1大勺	1.4
	荞麦面（水煮） 1餐份（200g）	41.6		味噌 1大勺	3
	面条（水煮） 1餐份（200g）	48		红味噌 1大勺	1.4
	乌冬面（水煮） 1餐份（180g）	50.3		甜味噌 1大勺	5.8
水果	草莓 6颗（100g）	7.1		烤肉酱 1大勺	6.5
	苹果 1个（250g）	35.3		蘸面酱（3倍浓缩） 1大勺	3
	蜜柑 1个（70g）	7.7		寿司醋 1大勺	6.3
	猕猴桃 1个（100g）	11		味啉 1大勺	7.8
	橙子 1个（90g）	8.1		番茄酱 1大勺	4.6
	梨 1个（250g）	26		咖喱块 1大块（18g）	7.3
	桃 1个（190g）	16.9		中浓酱汁 1大勺	4.5

※ 括号内为净含量

减糖 + 轻断食

食谱篇

接下来，将为大家介绍可以快速见效的减糖食谱。

请参考书中标注的 1 人份含糖量，选择自己喜欢的菜肴。将每餐摄入的糖控制在 40~50g，米饭等主食吃原来的一半即可。

另外，本章还为追求饱腹感的读者收录了一些"加量料理"。

塑造理想的身材&强健的体魄 1

高蛋白是基础，多吃肉类和鱼类

每日需要摄入的蛋白质

每1kg体重对应 1.5~1.6g蛋白质
↓
体重为60kg的人
应摄入 90~96g蛋白质

从食物中能获得多少蛋白质?

- 肉类、鱼类 100g → 蛋白质含量 约20g
- 鸡蛋 1个 → 蛋白质含量 约6g
- 纳豆 1盒（40g）→ 蛋白质含量 约7g
- 北豆腐 1/3块（100g）→ 蛋白质含量 约7g

体重60kg的人，每天要想摄入足量的蛋白质，那么需要吃：肉类250g、鱼类100g、鸡蛋2个、纳豆1盒、北豆腐1/3块，这样蛋白质的摄入量才能达到96g左右。

　　为了摄入足量的蛋白质和动物油，要多吃富含蛋白质的食物。可能有人认为"肉类的热量很高""吃肉会导致胃胀"，因而对肉敬而远之。让我们先把热量放在一边，争取满足每天所需的蛋白质吧。

　　吃肉觉得胃胀，可能是因为摄入的蛋白质不足，没有分泌足够的胃液等消化酶。在这种情况下，有时会因为一次性吃太多肉而导致消化不良。可以先从吃少量易于消化的开始，如鱼块、肉末、鸡胸肉等，逐渐加大食量。

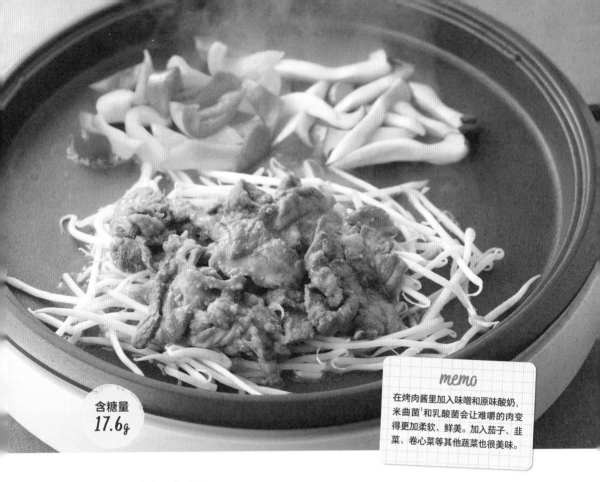

含糖量
17.6g

memo

在烤肉酱里加入味噌和原味酸奶，米曲菌¹和乳酸菌会让难嚼的肉变得更加柔软、鲜美。加入茄子、韭菜、卷心菜等其他蔬菜也很美味。

烤肉是补充肉类的最佳选择。
用冰箱里就有或者方便购买的肉类和蔬菜就可以

味噌味烤羊肉片

食材(1人份)

薄切羊羔肉（或烧烤用的猪肉、牛肉）
………… 200g

豆芽 ………… 1袋（200g）

杏鲍菇 ………… 80g

彩椒（红、黄）………… 共1/4个

Ⓐ
┌ 味噌、原味酸奶 ………… 各2大勺
│ 味啉 ………… 1/2大勺
└ 蒜末 ………… 1小勺

做法

1 把A放入碗中，加肉片抓揉拌匀，腌制20分钟左右。

2 豆芽去根。再把杏鲍菇和彩椒切成适口大小。

3 预热烤盘，将步骤1、2中的食材烤制食用。

---

1 自古以来就被广泛运用在日本的酿造业中。研究表明米曲菌在抑制脂肪积聚以及改善肠道环境方面有显著效果。

使用市售的鸡肉，酱汁调成微辣的。
再撒上花生碎让口感更有层次

川味鸡肉沙拉

食材(1人份)

鸡肉(或市售的沙拉鸡胸肉)
    ········· 1 份

┌ 大葱(切末) ········· 1 / 3 根
│ 酱油 ·········· 1大勺
│ 白醋 ·········· 1大勺
A┤ 芝麻油 ········· 1小勺
│ 辣油、蜂蜜
└   ······ 各1/2小勺

花生碎 ········· 2大勺
圣女果 ········· 2颗
香菜 ········· 适量

做法

1 把鸡肉切成1.5cm厚的片，放入容器
  中备用。

2 把A放进碗里拌匀，制成酱汁。花生
  碾成粗粒，圣女果切瓣，香菜切成段。

3 把酱汁淋在步骤1准备好的鸡肉片上，
  摆好圣女果，撒上花生碎和香菜即可。

memo

加入坚果可以让口感更丰富，还能
摄入优质的植物脂肪。换成巴旦木，
让维生素E的吸收效率更高。

含糖量
11.7g

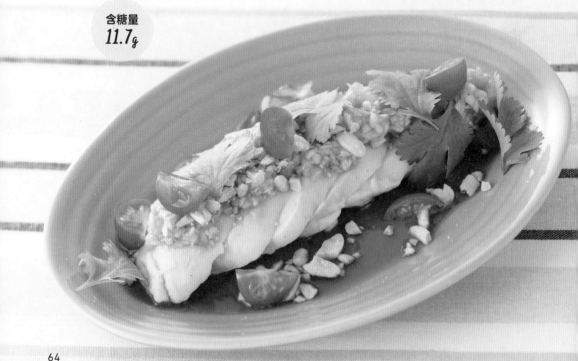

热门减糖食谱
焦酥的鸡肉搭配蔬菜沙拉

黄油嫩煎鸡肉沙拉

食材(1人份)

鸡腿肉 ········· 250g
盐、胡椒粉 ········· 各少许
番茄 ········· 1/2个
球生菜 ········· 3片
嫩菜叶 ········· 适量
大蒜(切片) ········· 1瓣
A ┌ 黄油 ········· 8g
    ├ 酱油 ········· 1大勺
    └ 料酒、味啉
       ········· 各1/2大勺
橄榄油 ········· 1大勺

做法

1 鸡肉用盐和胡椒粉在室温下腌制10分钟左右。番茄切瓣,生菜、嫩菜叶撕成适口大小。

2 在平底锅中倒入橄榄油,放入大蒜片,开小火炒至大蒜变色后盛出。

3 把鸡腿肉皮朝下放入锅中,盖上盖子中火焖7~8分钟至表面金黄。翻面后再煎7~8分钟。

4 擦去平底锅中剩余的油,放入A,大火收汁,让鸡肉裹上酱汁。

5 鸡肉切块,和步骤1备好的蔬菜一起盛入碗中,最后撒上步骤2中的大蒜片。

memo

在酱汁里加入黄油可以让口感更有层次。摄入充足的脂类能提高饱腹感,不容易饿。也可以多放橄榄油代替黄油。

含糖量
10.4g

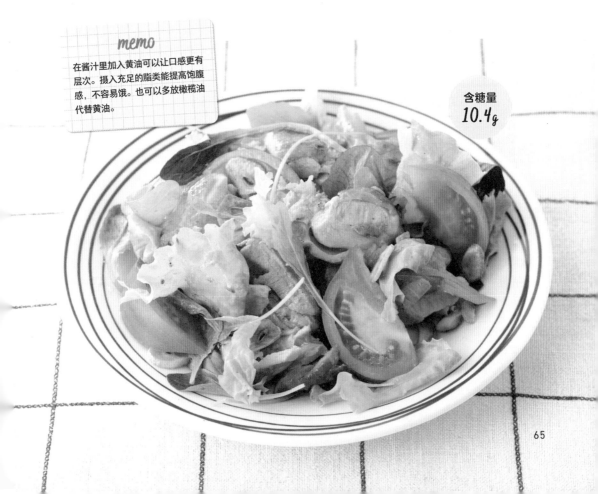

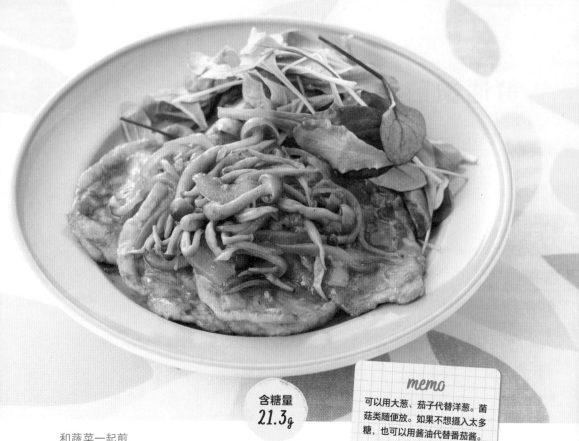

含糖量
21.3g

和蔬菜一起煎，
既饱腹又美味，一箭双雕

番茄酱煎猪里脊

(食材(1人份))

猪里脊 ·········· 200g

Ⓐ
　┌ 盐 ·········· 2小撮
　├ 胡椒粉 ·········· 少许
　└ 淀粉 ·········· 1/2大勺

洋葱 ·········· 1/4颗

蟹味菇 ·········· 50g

嫩菜叶 ·········· 适量

Ⓑ
　┌ 番茄酱 ·········· 1大勺
　├ 伍斯特酱、料酒
　│　　 ·········· 各1大勺
　└ 味啉 ·········· 1/2大勺

橄榄油 ·········· 2小勺

(做法)

1 猪里脊切成较大的薄片，撒上A中的调料并搅拌均匀。洋葱切薄片，蟹味菇去柄分成小朵。

2 在平底锅中倒入橄榄油热锅，放入洋葱炒至透明。

3 洋葱推到锅边，放入步骤1中的肉片煎至两面金黄。放入蟹味菇，搅拌均匀并炒至熟透。

4 放入B中调料拌匀，让食材都裹上酱汁。出锅装盘，用嫩菜叶摆盘装饰。

牛排是减糖菜谱中必不可少的一道菜。
一定要掌握哦！

牛排佐番茄汁

西冷牛排(厚约1.5cm)

·············· 150g

盐、胡椒粉 ·········· 各少许

┌ 番茄 ·········· 1个

│ 洋葱 ·········· 1 / 4 颗

A │ 黄油 ·········· 1大勺(10g)

│ 料酒 ·········· 1/2小勺

│ 鸡精 ·········· 1/2小勺

└ 盐 ·········· 少许

橄榄油 ·········· 1小勺

做法

1 从冰箱中取出牛排，室温下静置30分钟，撒上盐和胡椒粉。A中的番茄切大块，洋葱切碎。

2 平底锅中倒入橄榄油，大火热锅，放入牛排煎1分30秒，再翻面煎1分钟(三分熟)。用方形平底盘等容器盛好，包上锡纸在室温下放置7~10分钟。

3 用A中的调料制作酱汁。在空的平底锅里放入黄油和洋葱，加盐翻炒。待洋葱炒至透明后放入番茄、鸡精和料酒继续翻炒。等番茄煮得软烂黏稠时关火。

4 将牛排切好装盘，配上步骤3做好的酱汁，也可放点绿叶菜来装饰。

memo

牛排的煎制时间可根据自己的喜好。"五分熟牛排"要先单面煎2分钟，翻面煎1分30秒。"全熟牛排"要先单面煎2分30秒，翻面再煎2分钟左右。

含糖量

10.0g

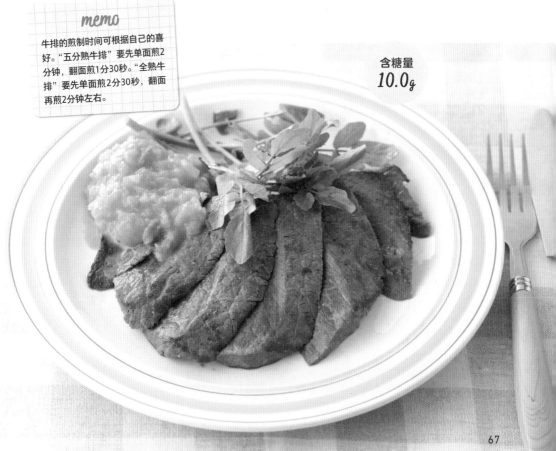

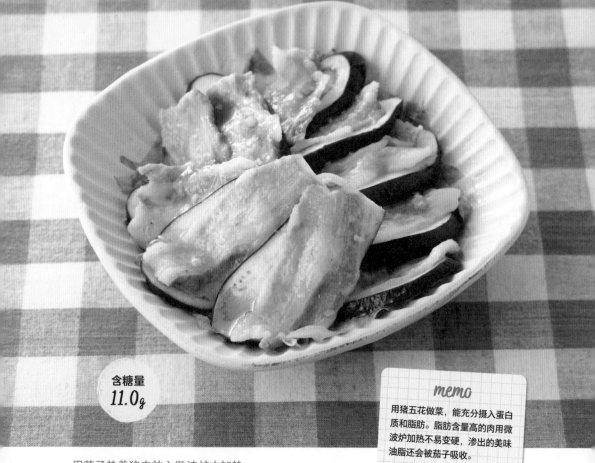

含糖量
11.0g

memo

用猪五花做菜，能充分摄入蛋白质和脂肪。脂肪含量高的肉用微波炉加热不易变硬，渗出的美味油脂还会被茄子吸收。

用茄子垫着猪肉放入微波炉中加热。
出锅后浇上调味酱料

猪五花蒸茄子

食材(1人份)

薄切猪五花 ………… 200g
茄子 ………… 3小个(210g)
球生菜 ………… 80g
盐 ………… 少许
　　┌ 姜末、蒜末 ………… 各1/2小勺
A 　├ 柚子醋[1] ………… 2大勺
　　└ 芝麻油 ………… 2大勺

做法

1 把茄子沿纵向切成厚片，泡水几分钟后沥干。再把猪五花切成和茄子一样的长度。生菜切细后铺在耐热材质的盘子上。

2 将茄子呈花瓣状码在生菜上，每片茄子上放1~2片猪肉，撒上盐。

3 盖上保鲜膜，避免食材水分蒸发过多，放入微波炉加热6~7分钟。

4 取出加热好的菜，揭去保鲜膜，将A中的调料拌匀后浇在上面。

1　一种酱油味调味汁。

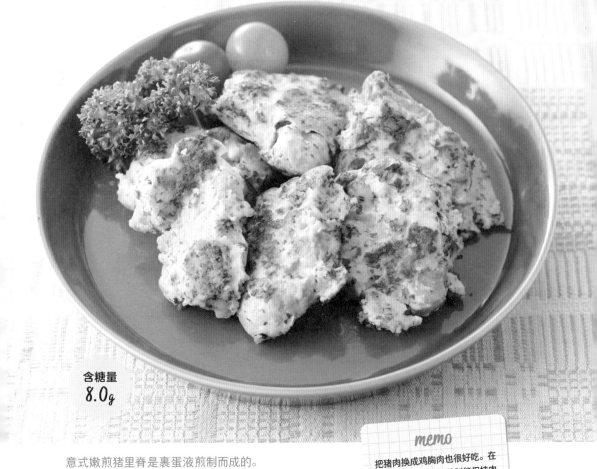

含糖量
8.0g

意式嫩煎猪里脊是裹蛋液煎制而成的。
添加芝士粉后口感更佳

意式嫩煎猪里脊

memo

把猪肉换成鸡胸肉也很好吃。在
蛋液中加入蛋黄酱煎制能保持肉
质柔软，不会发干、发硬。

食材(1人份)

猪里脊 ·········· 200g
盐、胡椒粉 ·········· 各少许
A
⎡ 蛋液 ·········· 1个份
⎢ 淀粉 ·········· 2小勺
⎢ 蛋黄酱 ·········· 2大勺半（30g）
⎢ 芝士粉 ·········· 1大勺（6g）
⎣ 欧芹（碎末） ·········· 2根（200g）
圣女果 ·········· 2颗

做法

1 将猪肉切成1~1.5cm厚的肉块，用松肉器捶
打断筋。在肉块两面都撒上盐和胡椒粉。

2 制作嫩煎猪里脊所需的酱汁。把A中食材放进
保鲜袋，隔着袋子揉搓均匀。

3 猪肉裹上步骤2调好的酱汁后放进平底锅里。
开火，盖上盖子煎5分钟。呈金黄色后翻面，
再煎5分钟。

4 装盘，按个人喜好装饰欧芹和圣女果。

也可以用平底锅
代替烤箱焖

锡纸烤蘑菇三文鱼

食材(2人份)

三文鱼 ……… 2块
盐 ……… 1小撮
香菇 ……… 2朵
大葱 ……… 1/3根
酱油 ……… 1小勺
黄油 ……… 10g
柠檬(切瓣) ……… 2瓣

做法

1 三文鱼用盐腌制10分钟左右，用厨房纸吸掉多余的水分。

2 香菇去柄，切成片状。葱斜切成薄片。

3 准备两张锡纸(长度约25cm)铺在烤盘上，依次放上葱片、香菇和三文鱼。撒上切碎的黄油，淋上酱油，用锡纸包好。

4 放入烤箱，220~230℃烤10~12分钟。装盘，最后用柠檬装饰。

memo

除了三文鱼，鳕鱼、鸡胸肉、薄切猪肉都可以用来烤。除了香菇，还可以加入金针菇、蟹味菇、茄子和番茄等蔬菜。如果要用平底锅烹饪，需盖上盖子焖10~15分钟。

含糖量
4.7g

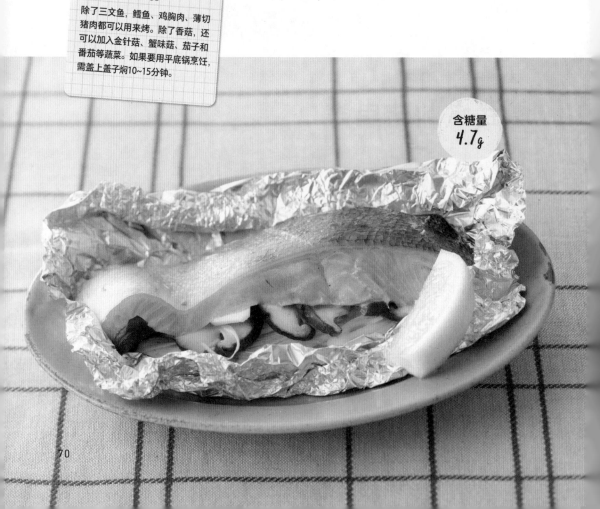

只需在平底锅里放上食材，盖上锅盖焖熟即可。
咖喱风味是亮点

咖喱风味干焖蔬菜三文鱼

食材(1人份)

三文鱼 ·········· 1块
盐 ·········· 少许
胡萝卜(竖切) ·········· 1/4根
卷心菜 ·········· 1片(50g)
A ⎡ 料酒 ·········· 2小勺
  ⎣ 酱油 ·········· 1小勺
咖喱粉 ·········· 少许

做法

1 用盐腌制三文鱼。把胡萝卜用削皮器削成带状。卷心菜切大块。

2 平底锅里铺上切好的卷心菜和胡萝卜，放上三文鱼。将A中调料拌匀后淋在食材上，再撒上咖喱粉。

3 盖好锅盖开火，热锅后转小火焖10分钟至三文鱼和蔬菜熟透即可。

memo

除了三文鱼以外，也可以用鲈鱼、鳕鱼等刺少的鱼段或用于嫩煎的猪肉等。除了食谱中提到的蔬菜以外，添加青椒、彩椒、芦笋也十分美味。

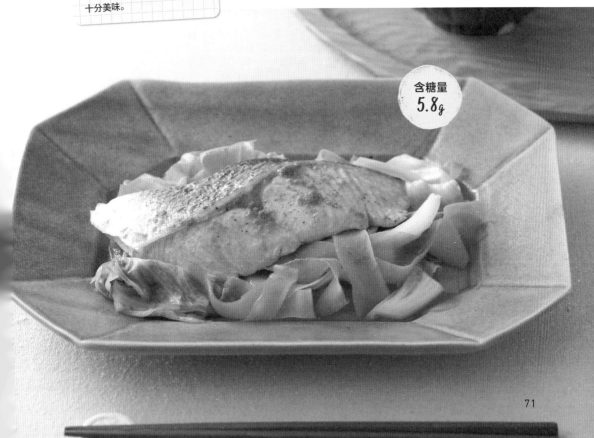

含糖量
5.8g

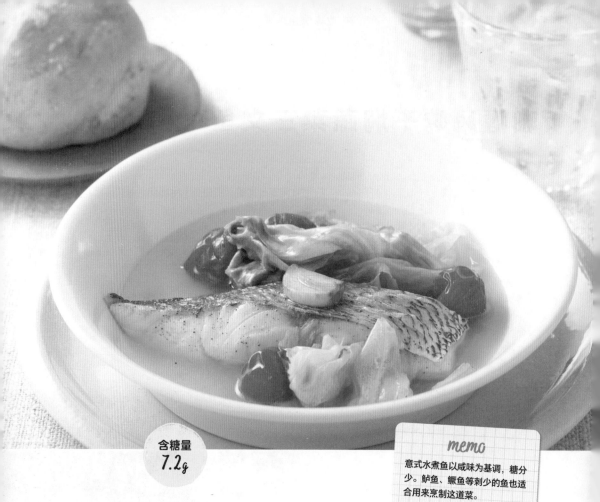

含糖量
7.2g

memo

意式水煮鱼以咸味为基调，糖分少。鲈鱼、鳜鱼等刺少的鱼也适合用来烹制这道菜。

意大利风味的水煮鱼。
秘诀是用大蒜爆香

意式生菜水煮鱼

食材(1人份)

鲷鱼 ………… 1块
圣女果 ………… 5颗
球生菜 ………… 2片
大蒜 ………… 1/2瓣
盐、胡椒粉 ………… 各适量
白葡萄酒 ………… 2大勺
水 ………… 100ml
橄榄油 ………… 1小勺

做法

1 鲷鱼用少许盐和胡椒粉腌制。

2 平底锅里放大蒜，倒入橄榄油，小火炒至大蒜变色。

3 放入鱼，两面略煎一下，倒入白葡萄酒和水煮开。盖上锅盖煮7~8分钟。

4 撒上1/5小勺盐和少许胡椒粉，将生菜撕碎下锅，加入圣女果略煮一会儿即可。

疲惫晚归时就选它。
只要去超市买个刺身拼盘再加工一下

刺身沙拉

食材(1人份)

刺身拼盘 ·········· 1人份 (100g)
青紫苏叶 ·········· 2片
球生菜 ·········· 2片
京水菜 ·········· 1棵 (30g)
┌ 梅干 ·········· 1 / 2 颗
│ 芥末酱、盐 ·········· 各少许
A
│ 白醋 ·········· 1/2小勺
└ 橄榄油 ·········· 2小勺

含糖量
1.5g

做法

1 把青紫苏叶和生菜撕碎,京水菜切成小段。蔬菜混合后装盘,摆上刺身。

2 将A中的梅干去核捣碎,并和剩余食材拌匀淋在步骤1备好的刺身和蔬菜上。

memo

可以选择任何能生吃的蔬菜,颜色较深的蔬菜含有更多维生素,营养价值更高。如果觉得调沙拉汁太麻烦,也可以直接在超市或便利店里购买,注意要买低糖的哦。

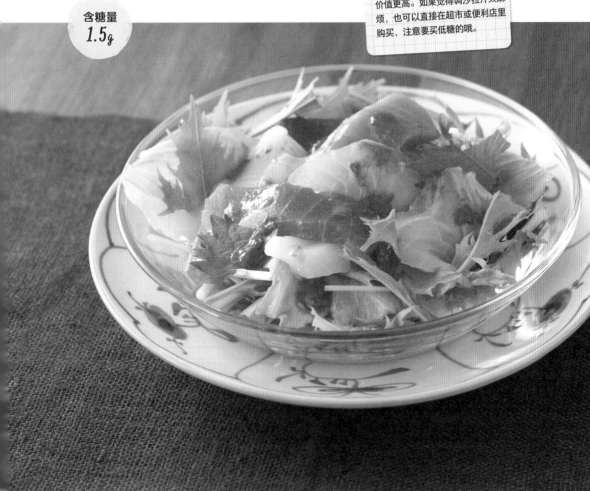

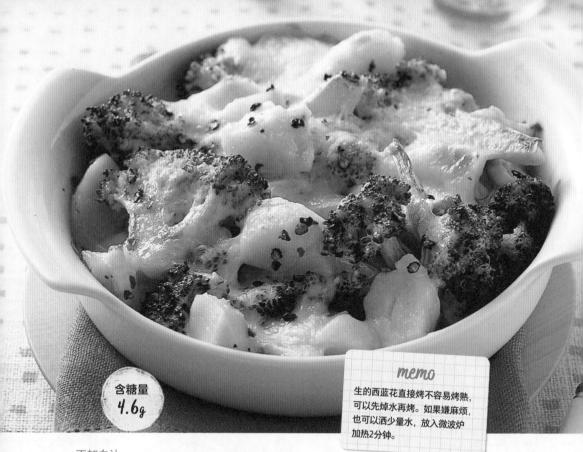

含糖量
4.6g

memo
生的西蓝花直接烤不容易烤熟，可以先焯水再烤。如果嫌麻烦，也可以洒少量水，放入微波炉加热2分钟。

不加白汁，
用蛋黄酱做的酱汁含糖量更低

奶汁烤扇贝柱西蓝花

食材(2人份)

扇贝柱 ………… 6个
西蓝花 ………… 180g
比萨奶酪 ………… 50g
盐、胡椒粉 ………… 各适量
蛋黄酱 ………… 5大勺
牛奶 ………… 2大勺
黑胡椒粗粒 ………… 少许

做法

1 西蓝花分成小朵，大块的竖切成两半，撒上少许盐和胡椒粉。

2 锅里倒入大量水烧开，放入少许盐，放入西蓝花煮约1分钟后用漏勺捞起沥干。

3 蛋黄酱挤进碗里，兑入牛奶搅拌，撒上少许盐和胡椒粉。

4 加入扇贝柱和西蓝花与其他食材拌匀。将食材放入耐高温的容器中，撒上奶酪，放进烤箱烤约15分钟，最后撒上黑胡椒粗粒即可。

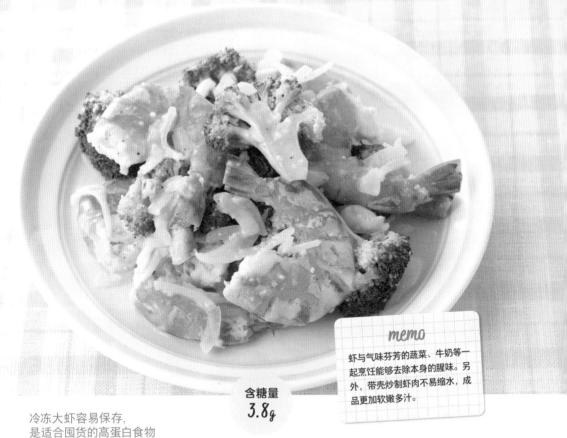

含糖量
3.8g

虾与气味芬芳的蔬菜、牛奶等一起烹饪能够去除本身的腥味。另外，带壳炒制虾肉不易缩水，成品更加软嫩多汁。

memo

冷冻大虾容易保存，
是适合囤货的高蛋白食物

大虾炒西蓝花

(食材（2人份）)

大虾（冷冻黑虎虾）………… 200g
西蓝花 ………… 100g
大蒜（碎末）………… 1/2小勺
┌ 洋葱（切丝）………… 1/2颗
│ 大蒜（切末）………… 1小勺
Ⓐ 牛奶、柠檬汁、料酒
│ ………… 各2小勺
│ 橄榄油 ………… 1小勺
└ 盐 ………… 1/4小勺
椰子油 ………… 1大勺

(做法)

1 大虾解冻，清洗后沥干水分，带壳开背并去掉虾线。

2 在碗中倒入A中的调料，放入大虾揉搓，腌制10分钟。

3 西蓝花切成适口大小后放入耐高温容器，加入1小勺水，盖上保鲜膜，在微波炉中加热1分30秒至2分钟。

4 平底锅中倒入椰子油，加入蒜末，爆香后放入步骤2中备好的大虾，盖上锅盖焖至大虾变色。放入步骤3中的食材，中高火炒约1分钟即可。

塑造理想的身材&
强健的体魄
2

一天两个鸡蛋。
物美价廉，营养丰富

鸡蛋是营养价值非常高的食物。
一般人每天需吃2个，有运动习惯的人最好吃3个。

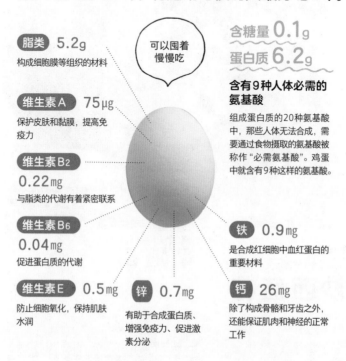

脂类 5.2g
构成细胞膜等组织的材料

维生素A 75μg
保护皮肤和黏膜，提高免疫力

维生素B2
0.22mg
与脂类的代谢有着紧密联系

维生素B6
0.04mg
促进蛋白质的代谢

维生素E 0.5mg
防止细胞氧化，保持肌肤水润

锌 0.7mg
有助于合成蛋白质、增强免疫力、促进激素分泌

可以囤着慢慢吃

含糖量 0.1g
蛋白质 6.2g

含有9种人体必需的氨基酸
组成蛋白质的20种氨基酸中，那些人体无法合成，需要通过食物摄取的氨基酸被称作"必需氨基酸"。鸡蛋中就含有9种这样的氨基酸。

铁 0.9mg
是合成红细胞中血红蛋白的重要材料

钙 26mg
除了构成骨骼和牙齿之外，还能保证肌肉和神经的正常工作

因为鸡蛋中胆固醇含量较高，长期以来不少人都对它存在误解，认为"一天只能吃一个"。过去，日本厚生劳动省[1]在饮食营养标准中确实曾规定过每天摄入的胆固醇上限，但因为这一标准没有足够的科学依据，2015年版的饮食营养标准中已经删去了胆固醇上限值的有关内容。

人体可以合成胆固醇，能有效调节血液中的胆固醇含量，因此就算食用高胆固醇食品，血液中的胆固醇含量也不会轻易上升。吃鸡蛋是补充蛋白质的捷径，每天建议吃2~3个。

---

1 厚生劳动省是日本负责医疗卫生和社会保障的主要部门。

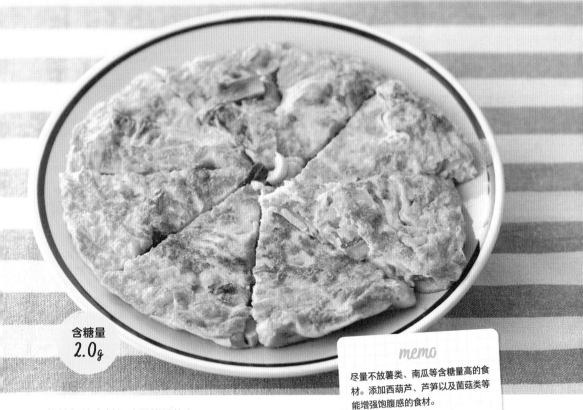

含糖量
2.0g

memo
尽量不放薯类、南瓜等含糖量高的食材。添加西葫芦、芦笋以及菌菇类等能增强饱腹感的食材。

将炒好的食材与鸡蛋搅拌均匀，
倒入平底锅中盖上盖子煎熟

西班牙风味口蘑欧姆蛋

食材(2人份)

鸡蛋 ………… 3个
口蘑 ………… 1袋(100g)
小松菜 ……… 1棵(50g)
洋葱 ………… 1/4颗
盐 …………… 1/2小勺
胡椒粉 ……… 少许
橄榄油 ……… 1大勺半

做法

1 口蘑一半切成薄片，一半切成4等份。小松菜切成2cm长的小段。洋葱切成薄片，切断纤维。

2 平底锅中放1/2大勺橄榄油，油热后加入洋葱翻炒。待洋葱变得柔软，再加入口蘑和小松菜一起翻炒。

3 把鸡蛋打入碗中，倒入盐、胡椒粉和步骤2中的食材拌匀。

4 在步骤2的平底锅里倒入1大勺橄榄油，油热后倒入步骤3中的蛋液，一边画圈搅拌一边加热。待食材半熟时盖上锅盖，中小火煎4~5分钟。煎蛋底部呈金黄色时翻面接着煎3~4分钟。

5 将成品切成适口的大小，出锅装盘。

做鸡蛋饼的饼底时
用鸡蛋代替小麦粉能降低糖分

韭菜鸡蛋饼

食材(2人份)

鸡蛋 ………… 4个
韭菜 ……… 1小把
蟹味棒
　………… 3~4根(30~40g)
盐 ……… 1小撮
胡椒粉 ……… 少许
芝麻油 ……… 2小勺
柚子醋、辣椒油 ……… 各适量

做法

1　将韭菜切成2cm长的小段，蟹味棒撕碎。

2　把鸡蛋打进碗中，加入盐、胡椒粉和步骤1中的食材搅拌均匀。

3　在小号平底锅中倒入芝麻油，油热后加入步骤2中的食材摊开，盖上锅盖煎3分钟左右。煎至金黄后翻面再煎1分30秒左右。

4　切成适口的大小装盘。蘸柚子醋和辣椒油食用。

memo

也可以加入海鲜什锦或猪肉末。
按个人喜好铺上奶酪还能补充蛋白质和钙。

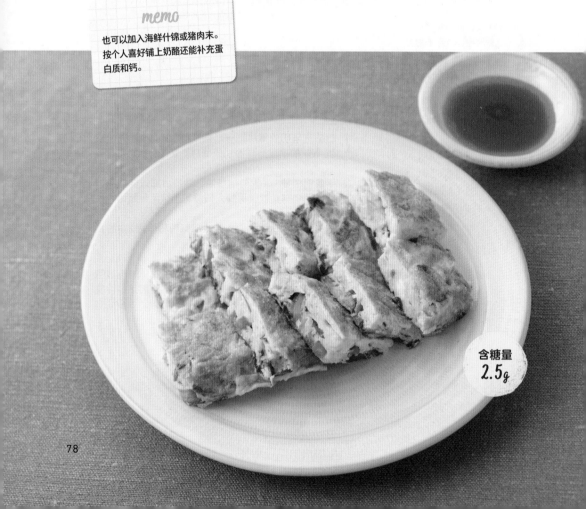

含糖量
2.5g

鸡蛋＋金枪鱼罐头。
用冰箱里的食材就可以做，当之无愧的快手菜

金枪鱼青椒欧姆蛋

食材(1人份)

鸡蛋 ………… 3个
水浸金枪鱼罐头 ………… 1小罐
青椒 ………… 1个
生奶油(或牛奶) ………… 1大勺
盐、胡椒粉 ………… 各少许
黄油 ………… 15g

做法

1 将青椒切成约8mm见方的小块，水浸金枪鱼罐头沥去水分备用。

2 鸡蛋打进碗中，加生奶油、盐、胡椒粉搅拌均匀。放入步骤1中的食材搅拌。

3 热锅后融化黄油，倒入步骤2中的食材，用中火到大火一边加热一边画圈搅拌。待蛋液稍稍凝固，倾斜平底锅将其叠成半圆形。

4 装盘，按个人喜好撒上少许胡椒粉即可。

memo

除了水浸金枪鱼罐头之外，也可以用水浸青花鱼罐头代替。青椒中含有丰富的维生素C和膳食纤维，能充分补充鸡蛋缺乏的营养物质。

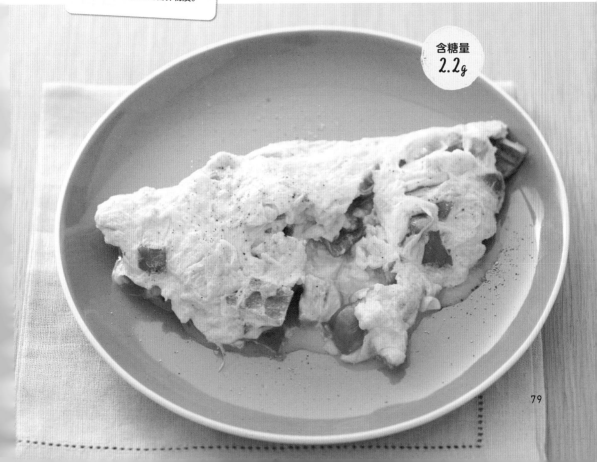

含糖量
2.2g

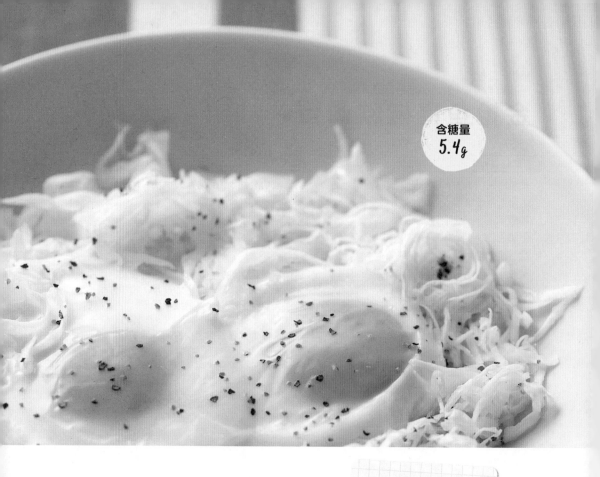

含糖量
5.4g

memo

微波炉的加热原理是用微波加热
食物中所含水分，像蛋黄这种表
面有膜的食材，加热时没有出气
口会导致炸开。加热前一定要用
牙签扎几个小孔。

用微波炉就能做！
不需要平底锅的快手荷包蛋

卷心菜丝窝蛋

食材(2人份)

鸡蛋 ………… 2个
卷心菜 ……… 6片(300g)
盐 ………… 1/3小勺
黑胡椒粗粒 ………… 适量

做法

1 卷心菜切丝，加盐搅拌均匀。

2 在耐高温容器中将卷心菜丝均匀铺开，打入鸡蛋。
用牙签在鸡蛋上扎几个小孔，罩上保鲜膜在微波炉
里加热约2分钟，最后撒上黑胡椒粗粒调味即可。

只需用蛋液将炒好的食材裹起来拌匀炒熟。
不求形状规整，人人都能轻易上手

蟹肉炒蛋

(食材(2人份))

鸡蛋 ………… 3个

蟹味菇 ………… 1/3袋

大葱 ………… 1段(10cm)

蟹肉(或蟹味棒) ………… 100g

盐、胡椒粉 ………… 各少许

料酒、芝麻油 ………… 各2小勺

酱油 ………… 1大勺

橄榄油 ………… 1大勺

(做法)

1 鸡蛋打散。将蟹味菇去柄分成小朵，葱斜切成
薄片。

2 平底锅中倒入橄榄油加热，放入蟹味菇、葱和
蟹肉翻炒。加盐、胡椒粉和料酒继续翻炒。

3 倒入蛋液，开大火一边画圈搅拌一边加热。待
蛋液半熟时关火，加入芝麻油和酱油迅速搅拌，
按个人口味撒上胡椒粉即可。

memo

为了减糖，这份食谱中没有勾芡。
最后加入芝麻油和酱油调味后直
接装盘即可。

含糖量
2.6g

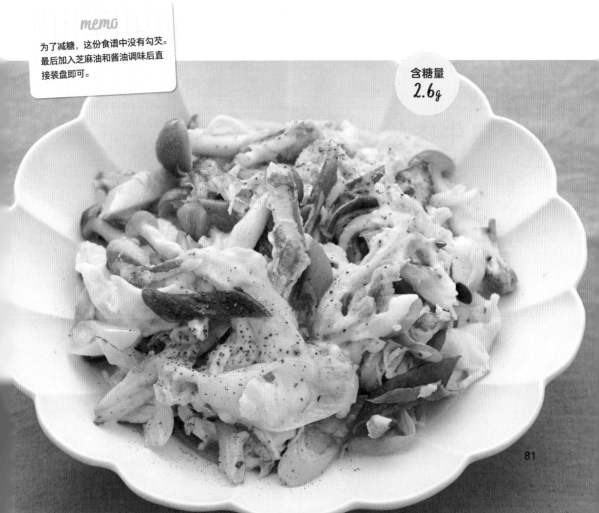

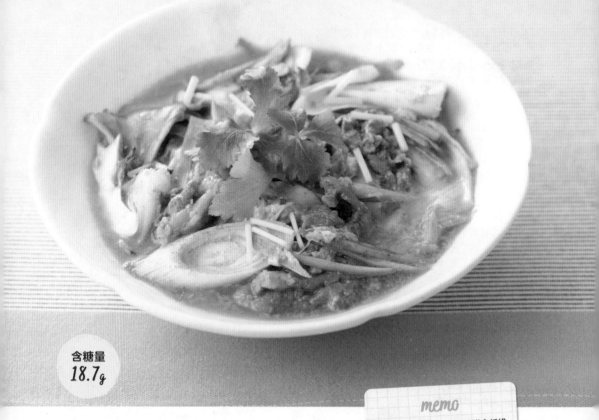

含糖量
18.7g

家常菜里打个蛋,
营养价值大幅提升!

蛋包牛肉炒牛蒡

memo

牛蒡中含有丰富的水溶性膳食纤维,
能促进益生菌产生。牛蒡斜切成薄
片更容易熟。调制汤汁时不要放糖,
只放味啉糖分会更低哦!

食材(2人份)

鸡蛋 ………… 2个

牛里脊 ………… 200g

牛蒡 ………… 1根(100g)

大葱 ………… 1/2根

灰树花 ………… 50g

- 味啉、料酒
  ………… 各2大勺

A 酱油 ………… 1大勺

- 水 ………… 100ml

鸭儿芹 ………… 适量

做法

1 将牛肉切成适口的大小。鸡蛋打散,牛蒡切
薄片,用水泡5分钟后沥干。把葱斜切成薄片,
灰树花撕成小朵。

2 锅中放入A,开火煮至水开后加入牛蒡再煮
1分钟左右。依次放入牛肉、葱和灰树花,
盖上锅盖煮3~4分钟。

3 均匀倒入蛋液后关火,盖好锅盖焖1分钟。

4 装盘,用切碎的鸭儿芹装饰。

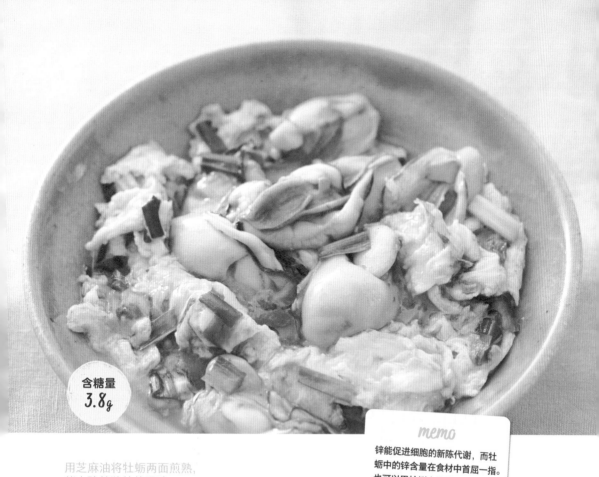

含糖量
3.8g

memo

锌能促进细胞的新陈代谢，而牡蛎中的锌含量在食材中首屈一指。也可以用蛤蜊肉代替牡蛎。

用芝麻油将牡蛎两面煎熟，
能去除其独特的腥味

蛋包牡蛎炒韭菜

食材(2人份)

鸡蛋 ………… 3个
牡蛎 ………… 8个
韭菜 ………… 2根
盐、胡椒粉 ………… 各少许
料酒 ………… 1小勺
鸡精 ………… 1/2小勺
芝麻油 ………… 2小勺

做法

1　在牡蛎中加3大勺盐(不包含在调料中)揉搓，冲洗后沥干。鸡蛋打散，加盐和胡椒粉搅拌均匀。将韭菜切成1cm长的小段。

2　在平底锅中热芝麻油，放入牡蛎煎至两面金黄。加入料酒和鸡精翻炒，再放入韭菜翻炒一会儿。

3　倒入蛋液，开大火一边搅拌一边翻炒。待蛋液半熟时关火即可。

用好油烹饪，
多吃蛋白质和蔬菜

推荐的食用油

非加热（生食用）

亚麻籽油、紫苏籽油

含有丰富的ω−3脂肪酸。有助于疏通血管，抑制过敏症状和体内炎症。ω−3脂肪酸不耐高温，只能用于生食。

要吃多少?

食物中也含有脂类，因此只要平时多吃肉类、鱼类、鸡蛋和坚果等富含脂类的食物，每餐只需1~2大勺（13~26g）食用油，用于炒菜或拌菜即可。

加热用

橄榄油

含有丰富的ω−9脂肪酸，较不易氧化，加热烹制自不必说，也可用于生食。

黄油

饱和脂肪酸，抗氧化性强。常温下为固体，所以需要加热食用。

椰子油

椰子油约60%以上的成分是中链脂肪酸，容易被分解为酮体，也不易氧化。常温下为固体，所以需要加热食用。

✗尽量要避免的食用油

色拉油

ω−6脂肪酸可能会加剧过敏症状，要注意不能过量摄入。

人造黄油或起酥油

含有导致心脏病和动脉硬化的反式脂肪酸，食用时要注意检查成分。

我们每日摄入的脂类要控制在100~150g。不仅是烹饪用油，肉类和鱼类等食品中也含有脂类。不需要算得那么精确，但既然已经吃了各种肉类、鱼类、鸡蛋、坚果等富含脂类的食物，烹饪时每餐只需使用1~2大勺食用油即可。

除了橄榄油和椰子油之外，黄油耐高温，非常推荐用于烹饪中。动物油中含饱和脂肪酸和胆固醇较多。过多食用易引起高血压、动脉硬化、冠心病、高脂血症及脑血管意外，对人体不利。但动物油具有促进脂溶性维生素A、维生素D、维生素E、维生素K等的吸收作用。

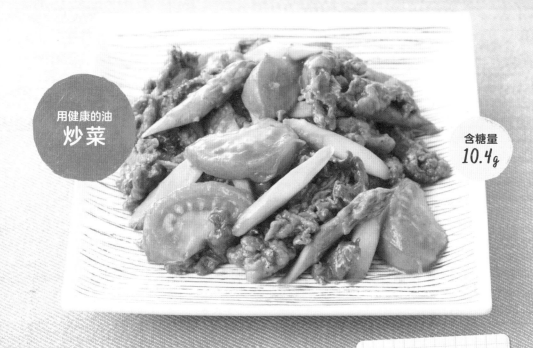

用健康的油
炒菜

含糖量
10.4g

memo
除了食谱里提及的蔬菜，还可以加入青椒、彩椒、荷兰豆、笋等。腌制牛肉时加点淀粉，能让牛肉保持软嫩。

用优质油，让炒菜吃起来更健康
芦笋炒牛肉

食材(2人份)

薄切牛肉 ………… 200g

A
- 盐 ………… 1小撮
- 胡椒粉 ………… 少许
- 料酒 ………… 1/2大勺
- 淀粉 ………… 1大勺

芦笋 ………… 3根

番茄 ………… 1个

生姜(切末) ………… 适量

B
- 酱油 ………… 1大勺
- 蚝油 ………… 1/2大勺

橄榄油 ………… 2大勺

做法

1 将牛肉和A中的调料放入碗中，充分揉搓。

2 去除芦笋中老的部分，用削皮器削去下半部分的皮。烧开水，芦笋入锅煮2~3分钟。待完全冷却后斜切成3cm长的小段。

3 将番茄切成大小均匀的8瓣。把B中的调料混合均匀。

4 平底锅中倒入1大勺橄榄油，姜末炒香，放入腌制好的牛肉。牛肉变色断生后加入步骤2、3中的食材，继续翻炒。

5 待番茄煮得软烂，加入混合好的B，最后淋1大勺橄榄油，搅拌均匀即可。

韩式微辣口味。
添加魔芋丝，增强饱腹感

魔芋丝炒牛肉

用健康的油
炒菜

【食材(2人份)】

薄切牛肉 ………… 200g

A ┌ 盐、胡椒粉 ………… 各少许
  └ 淀粉 ………… 1大勺

魔芋丝 ………… 100g

韭菜 ………… 1/3把

彩椒(红) ………… 1/4个

姜末、蒜末
　　　　　 各1/2小勺

豆瓣酱 ………… 1/4小勺

B ┌ 酱油 ………… 1大勺
  │ 料酒、蜂蜜
  └ 　　　 各1/2大勺

芝麻油 ………… 1/2大勺

白芝麻 ………… 2小勺

【做法】

1 将牛肉片切成1.5cm宽的小条放入碗里，加入A拌匀，腌制一会儿。

2 魔芋丝用热水焯约1分钟后用漏勺捞起沥干，切成适口的大小。韭菜切成4~5cm长的小段，彩椒切成条状。

3 在平底锅中倒入芝麻油烧热，放入姜末、蒜末和豆瓣酱翻炒。爆香后，加入步骤1中拌好的肉进一步翻炒。

4 炒至牛肉变色，依次放入彩椒、魔芋丝和韭菜，继续翻炒一会儿。再放入B一起翻炒，出锅后撒上白芝麻即可。

memo
把食谱中的粉丝换成魔芋丝。魔芋丝里的糖类仅有同质量粉丝的1/20，是减糖的好帮手。若不想摄入蜂蜜中的糖分，可以不放。

含糖量
8.7g

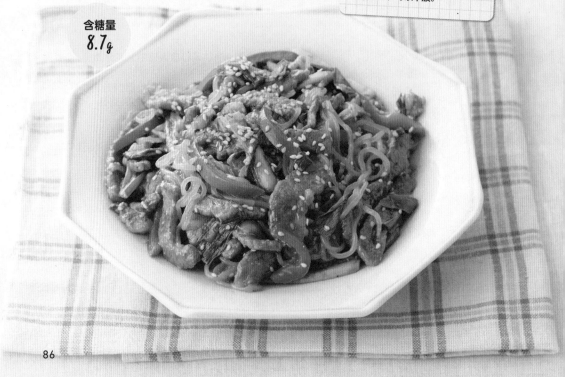

添加了肉、豆腐和鸡蛋,
一举摄入充足的蛋白质

猪肉豆腐杂烩

(食材(2人份))

猪里脊 …………	150g
北豆腐 …………	200g
茄子 …………	1个
油浸金枪鱼罐头 …………	1小罐
鸡蛋 …………	2个
┌ 蚝油 …………	1大勺半
A 味啉、酱油、料酒	
└	各1/2大勺
橄榄油 …………	2小勺
木鱼花 …………	适量
豌豆苗 …………	适量

(做法)

1 豆腐用厨房纸包好,放进微波炉中加热两分钟,去掉水分。金枪鱼罐头沥干油。鸡蛋打散。

2 茄子切成适口大小的滚刀块,猪肉也切成适口大小。

3 在平底锅中烧热橄榄油,翻炒猪肉至变色断生。加入茄子翻炒,待茄子均匀裹上油脂后加入豆腐、金枪鱼和A中的调料一并翻炒。

4 将食材拨到锅的一侧,在另一侧倒入蛋液,待蛋液半熟,将其裹到所有食材上。

5 出锅装盘,根据个人口味放上一些切好的豌豆苗,也可撒上一些木鱼花。

memo

加入茄子能增强饱腹感,让菜品在口感上更具层次感。可添加小松菜或京水菜,这些蔬菜好切,且含有丰富的维生素C、维生素E和矿物质。

含糖量
7.5g

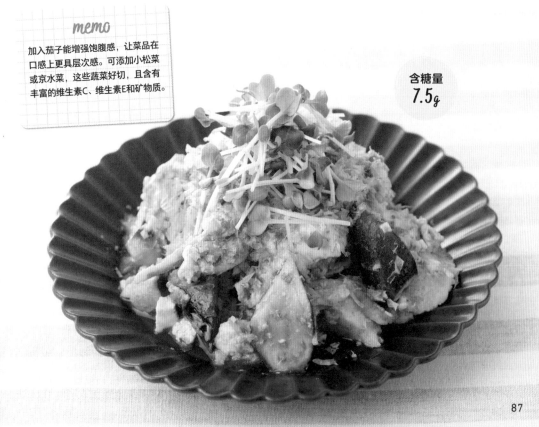

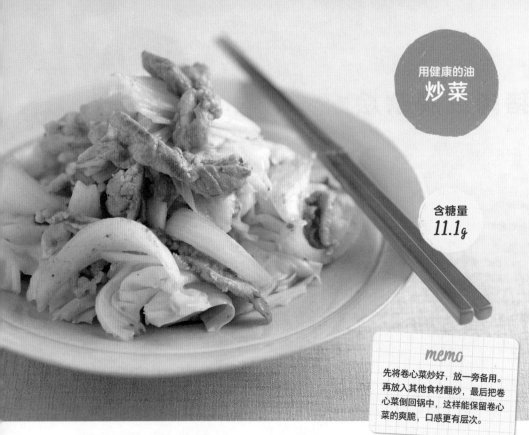

用健康的油
炒菜

含糖量
11.1g

memo

先将卷心菜炒好，放一旁备用。再放入其他食材翻炒，最后把卷心菜倒回锅中，这样能保留卷心菜的爽脆，口感更有层次。

餐桌上必不可少的泡菜猪肉，
加上卷心菜和洋葱，吃得更过瘾

泡菜洋葱卷心菜炒肉片

食材(2人份)

猪里脊 ……… 150g
盐、胡椒粉 ……… 各少许
卷心菜 ……… 5片(250g)
洋葱 ……… 1/4颗
泡菜 ……… 200g
酱油 ……… 1小勺半
芝麻油 ……… 2小勺半

做法

1 将猪肉切成适口大小，撒上盐和胡椒粉揉匀。洋葱切成1cm厚的瓣状。卷心菜撕成适口大小。泡菜切成适口大小。

2 在平底锅中倒入1小勺半芝麻油加热，放入卷心菜，开大火炒至卷心菜颜色变深后迅速盛出。

3 在平底锅中倒入1小勺芝麻油加热，放入猪肉摊开并煎制。待猪肉变色断生后加入洋葱继续翻炒，食材吸饱油脂后放入泡菜一并翻炒。

4 将卷心菜回锅一起翻炒，再倒入酱油拌匀即可。

菜肴中的明星菜品，
加入卷心菜，口感更清爽

回锅肉

〔食材(2人份)〕

薄切猪五花 ………… 200g
卷心菜 ………… 5片(250g)
青椒 ………… 2个
大蒜 ………… 1瓣
红辣椒 ………… 1根
料酒 ………… 1大勺
┌ 甜面酱 ………… 3大勺
A └ 酱油 ………… 1大勺
芝麻油 ………… 1大勺

〔做法〕

1 卷心菜切成4~5cm见方的小块。青椒竖切成两半后再切成长度均匀的2~3段。大蒜竖切成2~3块。红辣椒斜切成两半，去籽。

2 猪肉切成3~4cm长的小段。将A中的调料搅拌均匀，备用。

3 平底锅中倒入芝麻油加热，放入青椒和卷心菜炒至略发软时盛出。

4 在同一个平底锅中放入猪肉、大蒜和红辣椒翻炒，待肉片变色断生后倒入料酒，加入搅拌好的A一并翻炒。

5 将步骤3中的蔬菜回锅，淋上少许芝麻油(不包含在上述食材中)，翻炒均匀即可。

含糖量
11.1g

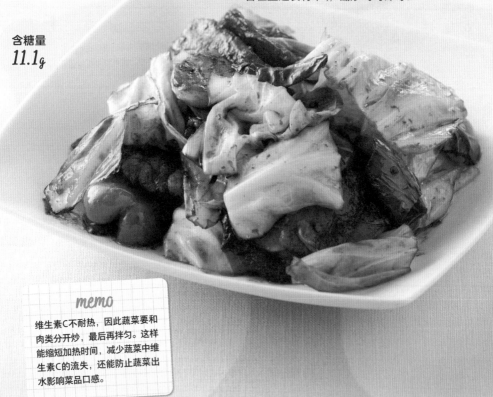

memo

维生素C不耐热，因此蔬菜要和肉类分开炒，最后再拌匀。这样能缩短加热时间，减少蔬菜中维生素C的流失，还能防止蔬菜出水影响菜品口感。

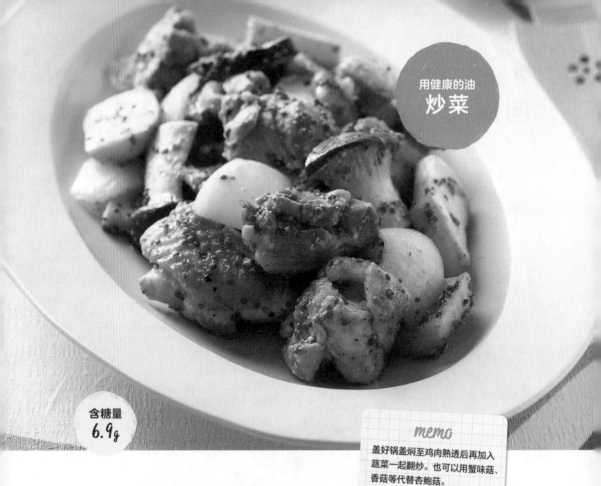

用健康的油
炒菜

含糖量
6.9g

memo
盖好锅盖焖至鸡肉熟透后再加入蔬菜一起翻炒。也可以用蟹味菇、香菇等代替杏鲍菇。

最后再加芥末籽酱，
防止香味消散是美味的秘诀

芥末风味杏鲍菇炒鸡肉

食材(2人份)

鸡腿肉 …………… 1块(250g)
盐 ………… 1/4小勺
胡椒粉 …………… 少许
杏鲍菇 …………… 1袋
洋葱 ………… 1/2颗
A ┌ 盐 ………… 1/3小勺
　└ 胡椒粉 ………… 少许
芥末籽酱 ………… 2大勺
橄榄油 …………… 适量

做法

1. 将杏鲍菇切成长度均匀的2~3段，再竖切成2~3块。洋葱切成3cm见方的块状。

2. 将鸡肉切成3~4cm见方的块状，撒上盐和胡椒粉。

3. 平底锅中倒入少许橄榄油加热，放入鸡肉两面煎制，盖好锅盖焖约2分钟。

4. 锅中再倒入1大勺橄榄油，放入切好的杏鲍菇，炒至杏鲍菇变软，加入洋葱继续翻炒。待食材充分吸收油脂后放入A和芥末籽酱一并翻炒即可。

绿色蔬菜点缀红色虾仁，
不加酱油，只用盐也能让色彩更加缤纷

芦笋炒虾仁

用健康的油
炒菜

食材(2人份)

虾仁 ………… 150g
淀粉 ………… 1小勺
芦笋 ………… 12根(250g)
盐 ………… 适量
料酒 ………… 1大勺
胡椒粉 ………… 少许
橄榄油 ………… 1大勺半

做法

1 芦笋切掉根部，用削皮器削去下半部分表皮，切成长度均匀的4~5段。

2 虾仁去虾线后洗净，沥干水分，裹上淀粉。

3 平底锅中倒入1/2大勺橄榄油，油热后放入芦笋，撒上少许盐翻炒。放入2大勺水并盖上锅盖焖1分钟左右，盛出备用。

4 擦干平底锅，倒入1大勺橄榄油加热，放入步骤2中备好的虾仁翻炒。待虾仁变色后重新放入芦笋，淋上料酒，加适量盐和胡椒粉调味。

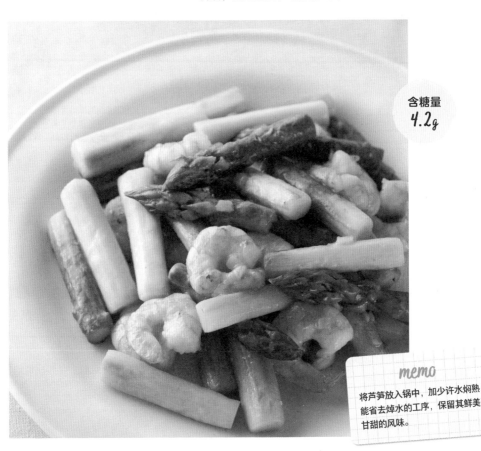

含糖量
4.2g

memo
将芦笋放入锅中，加少许水焖熟
能省去焯水的工序，保留其鲜美
甘甜的风味。

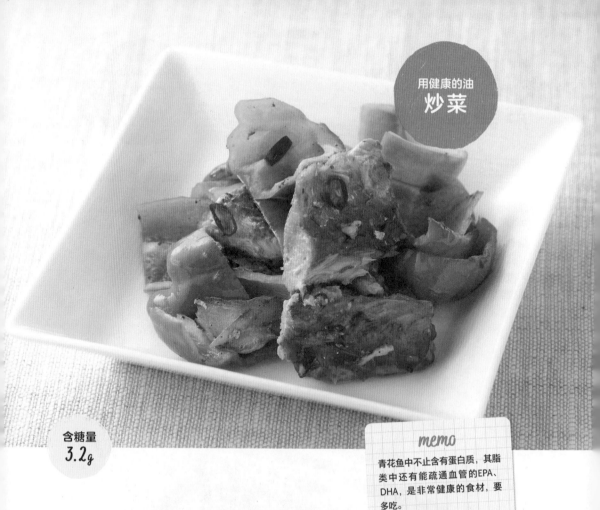

用健康的油
炒菜

含糖量
3.2g

memo
青花鱼中不止含有蛋白质，其脂
类中还有能疏通血管的EPA、
DHA，是非常健康的食材，要
多吃。

使用囤货必备的青花鱼罐头，
与青椒一起烹制，辣味更上一层楼

青花鱼蒜炒青椒

食材(1人份)

水浸青花鱼罐头 ……… 1/2罐
青椒 ……… 2个
大蒜(切片) ……… 1/2瓣
红辣椒圈 ……… 少许
盐、胡椒粉 ……… 各少许
橄榄油 ……… 1小勺

做法

1 青椒切成块状。水浸青花鱼罐头沥去汤汁备用。

2 平底锅中倒入橄榄油加热，加入青椒、大蒜和红辣椒翻炒。

3 放入青花鱼罐头一并翻炒，最后撒上盐和胡椒粉即可。

用味噌青花鱼罐头制成的快手菜。
不想出门买菜时就吃这个吧

青花鱼炒茄子

食材(1人份)

味噌青花鱼罐头 ……… 1/2罐

茄子 ……… 1个

大葱 ……… 1/4根

酱油 ……… 1/2小勺

芝麻油 ……… 1小勺

辣椒粉 ……… 少许

做法

1 茄子先竖切成两半后再斜切成片状。葱也斜切
成片状。

2 平底锅中倒入芝麻油，待油热后放入步骤1中
的食材翻炒。

3 放入味噌青花鱼、2小勺罐头汤汁和酱油一起
翻炒。出锅装盘后可按个人喜好撒上辣椒粉。

含糖量
8.5g

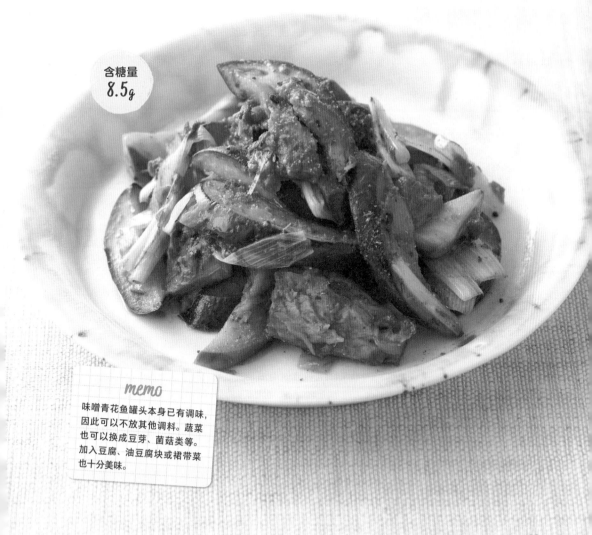

memo

味噌青花鱼罐头本身已有调味，
因此可以不放其他调料。蔬菜
也可以换成豆芽、菌菇类等。
加入豆腐、油豆腐块或裙带菜
也十分美味。

用健康的油
炒菜

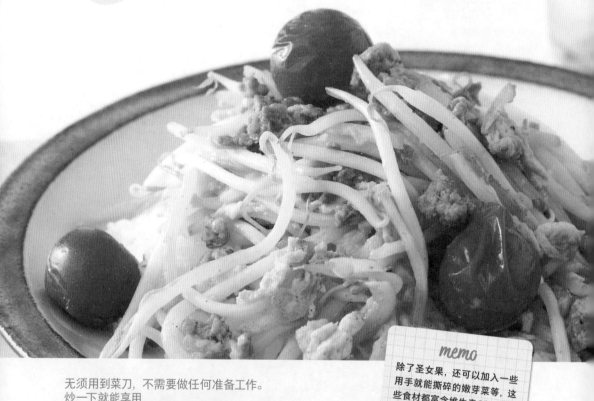

memo
除了圣女果，还可以加入一些
用手就能撕碎的嫩芽菜等，这
些食材都富含维生素C和β-胡
萝卜素。

无须用到菜刀，不需要做任何准备工作。
炒一下就能享用

肉末豆芽炒蛋

食材(1人份)

猪肉末 ………… 50g

鸡蛋 ………… 1个

豆芽 ………… 1/2袋

圣女果 ………… 5颗

 ┌ 酱油 ………… 1小勺

Ⓐ 盐 ………… 1/6小勺

 └ 胡椒粉 ………… 少许

橄榄油 ………… 1小勺

做法

1 鸡蛋打散备用。

2 平底锅中倒入橄榄油，待油热后加入肉末翻炒。
炒至肉馅熟烂，依次放入圣女果和豆芽一并翻炒，
再加入A后搅拌均匀。

3 均匀淋上蛋液后和其他食材翻炒均匀，即可出锅。

甜辣口的豆制品炒坚果，味道绝妙，
适合作为副菜或常备菜

油豆腐炒腰果

食材(2人份)

油豆腐块 ………… 1块(250g)
腰果(原味) ………… 40g
青椒 ………… 2个
蒜末 ………… 1小勺

A
┌ 味啉 ………… 2大勺
│ 酱油、料酒
│ ………… 各1大勺
│ 淀粉 ………… 1小勺
└ 鸡精 ………… 1/4小勺

橄榄油 ………… 1大勺

做法

1 油豆腐块放入漏勺中，用热水洗去油分后切成2cm 见方的小块。

2 青椒竖切成两半后切成和油豆腐大小相同的小块。

3 平底锅中倒入橄榄油，放入蒜末小火爆香后加入步骤 1中的食材，转中火翻炒。

4 加入步骤2中的青椒和腰果继续翻炒，待食材充分吸 收油分后加入A翻炒均匀，即可出锅。

含糖量
12.1g

memo

豆制品的蛋白质含量虽然只有肉类 或鱼类的1/3，但价格实惠，作为 一道副菜与肉或鱼搭配食用能轻松 补充蛋白质。

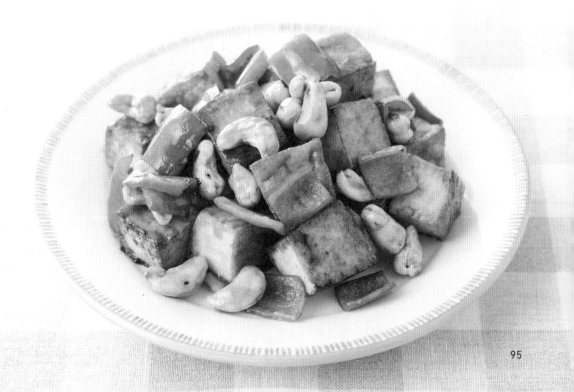

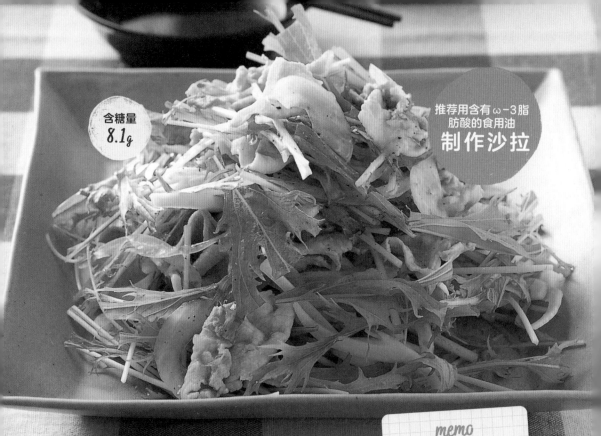

含糖量
8.1g

推荐用含有 ω-3 脂
肪酸的食用油
制作沙拉

简单焯过的猪肉和生蔬菜，
用酱油风味沙拉汁调味

猪肉拌京水菜沙拉

memo

说到高蛋白沙拉，黄金组合当然
是涮肉&生蔬菜。除了食谱中提
及的蔬菜，也可以用番茄或球生
菜等代替。食用油建议用富含
ω-3系脂肪酸的亚麻籽油或紫
苏籽油。

食材(1人份)

薄切猪肉(涮火锅用) ………… 100g
京水菜 ………… 100g
洋葱 ………… 1/4颗

A ┌ 亚麻籽油(或紫苏籽油)
  │ ………… 1大勺半
  │ 白醋、酱油 ………… 各1大勺
  └ 胡椒粉 ………… 少许

做法

1 京水菜切成3~4cm长的小段。洋葱切薄片。
京水菜和洋葱在凉水中浸泡3~4分钟后用漏
勺捞起沥干水分。

2 锅中倒水，烧开后转小火将猪肉一片片展开
放入锅中焯熟(为避免水温下降，一次放
2~3片)。待肉片变色后取出装盘放凉，切
成3cm宽的小片。

3 将A中的调料混合后用打蛋器搅拌均匀，制
成沙拉汁。

4 将步骤1中的蔬菜和步骤2中的食材一起装
盘，淋上沙拉汁即可食用。

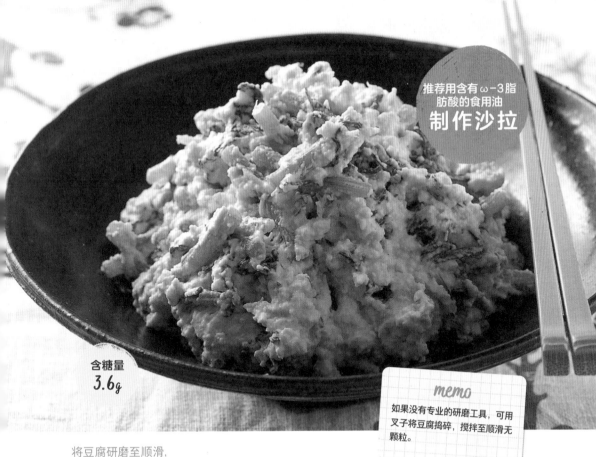

推荐用含有ω-3脂
肪酸的食用油
制作沙拉

含糖量
3.6g

memo

如果没有专业的研磨工具,可用
叉子将豆腐捣碎,搅拌至顺滑无
颗粒。

将豆腐研磨至顺滑,
拌上蔬菜和金枪鱼制成和风沙拉

金枪鱼豆腐沙拉

食材(2人份)

北豆腐 ………… 1块

金枪鱼罐头 ………… 1小罐

荠蒿 ………… 1把

┌ 白芝麻酱 ………… 2大勺

│ 蛋黄酱(或亚麻籽油、紫苏

(A) │ 籽油)………… 2大勺

│ 酱油 ………… 1小勺

└ 盐、胡椒粉 ………… 各少许

做法

1 荠蒿摘去叶片,金枪鱼罐头沥干汤汁备用。

2 锅中烧开水,将豆腐捣碎后入锅焯一下。用漏勺捞起放凉。

3 锅中烧开水,放入少许盐(不包含在上述食材中),将荠蒿茎焯水后过冷水。再以同样方法处理荠蒿叶片。沥干水分后将茎切成3cm、叶片切成2~3cm的小段。

4 将步骤2中焯好的豆腐放进搅拌器中研磨至顺滑后加入A混合,再加入步骤3中的荠蒿和步骤1中的金枪鱼拌匀即可。

用平底锅焖好三文鱼和卷心菜,
淋上盐、油和柠檬汁

腌三文鱼拌卷心菜

食材(2人份)

腌三文鱼 ………… 2块
卷心菜 ………… 8片(400g)

A ┌ 月桂叶 ………… 1片
  │ 黑胡椒 ………… 4~5粒
  │ 白葡萄酒 ………… 2大勺
  └ 水 ………… 100ml

盐 ………… 1/3~1/2小勺
橄榄油(或亚麻籽油、紫苏
籽油) ………… 2大勺
柠檬(切瓣) ………… 2瓣

做法

1 卷心菜去芯,切成块状。三文鱼对半切开。

2 平底锅底部铺卷心菜,摆上腌制好的三文鱼,加
入A后大火煮开,盖上锅盖焖10分钟。

3 最后撒上盐,均匀地淋上橄榄油,装盘。将柠檬
装饰在一旁,食用时挤出汁水即可。

※ 这是一道热沙拉。

memo
卷心菜等叶菜加热后体积会大大缩
小,一次其实能吃很多。也可用球
生菜、菠菜等代替。

含糖量
6.9g

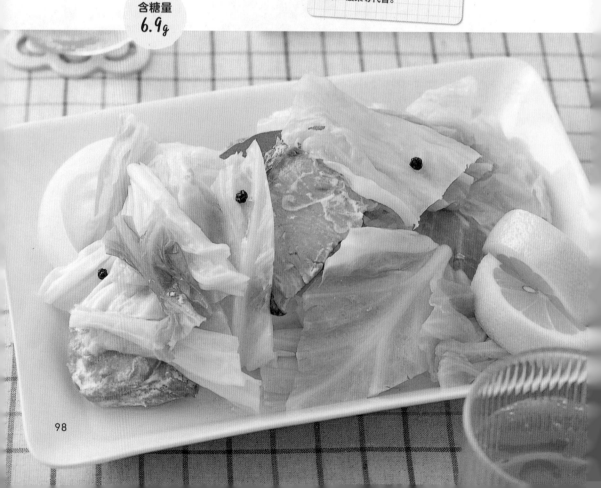

98

豪华版凉拌紫甘蓝。
事先做好以备不时之需

金枪鱼拌紫甘蓝沙拉

推荐用含有 ω-3 脂肪酸的食用油
制作沙拉

食材(1人份)

金枪鱼罐头 ……… 1小罐

紫甘蓝 ……… 1 / 8 颗

Ⓐ ┌ 橄榄油(或亚麻籽油、紫苏
  │   籽油)……… 1大勺
  │ 芥末籽酱 ……… 1小勺
  │ 盐 ……… 2小撮
  └ 胡椒粉 ……… 少许

做法

1 紫甘蓝切丝。金枪鱼罐头沥干汤汁备用。

2 将A中调料放入碗中搅拌均匀，加入紫甘蓝、金枪鱼拌匀即可食用。

memo

紫甘蓝中含有的花青素具有很好的抗氧化作用。花青素具有水溶性，因此不要把紫甘蓝丝放在水里泡太久。

含糖量
3.9g

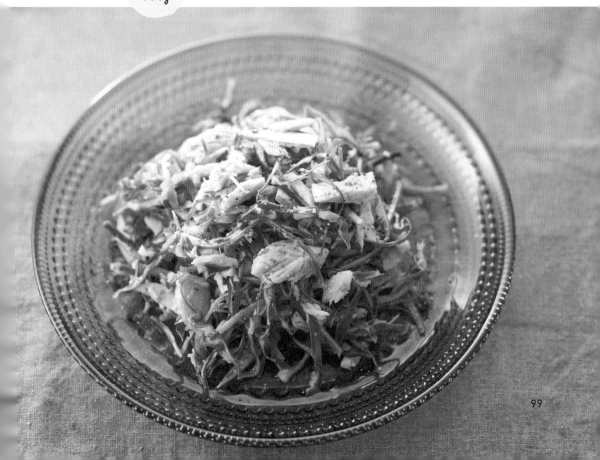

牛油果的绵密口感与三文鱼相得益彰,
用来下酒也是一绝

三文鱼拌牛油果沙拉

食材(2人份)

三文鱼(刺身)………1块(250g)
牛油果………1个
蛋黄………1个
A
┌ 橄榄油(或亚麻籽油、紫苏
│ 籽油)………1大勺
│ 酱油………1~2小勺
└ 盐、胡椒粉………各少许

做法

1 三文鱼切成1.5cm见方的小块。

2 将刀具竖着嵌入牛油果中,轻轻一拧即可将其分成两半,之后去除核与果皮。将果肉切成1.5cm见方的小块,若有柠檬汁可以淋少许柠檬汁。

3 将三文鱼、牛油果和A中调料放入碗中拌匀,装盘,用蛋黄点缀。

含糖量
1.4g

memo

牛油果低糖且饱腹感强,含有丰富的膳食纤维和维生素E,是减糖料理中的明星食材。除了三文鱼之外,也可用金枪鱼做。

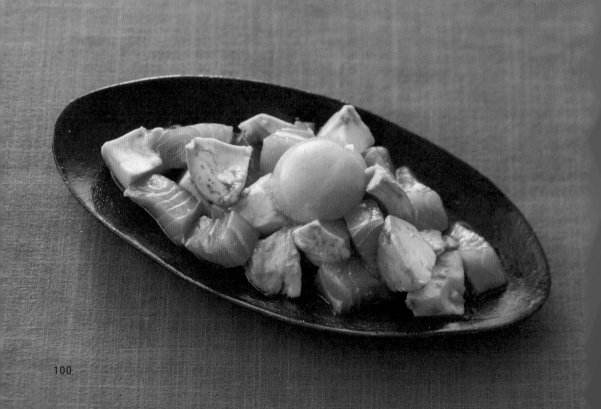

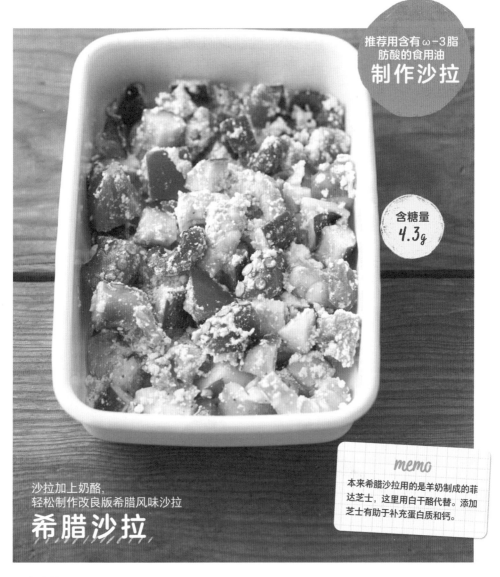

推荐用含有ω−3脂肪酸的食用油
制作沙拉

含糖量
4.3g

沙拉加上奶酪,
轻松制作改良版希腊风味沙拉
希腊沙拉

memo
本来希腊沙拉用的是羊奶制成的菲达芝士,这里用白干酪代替。添加芝士有助于补充蛋白质和钙。

（食材（2人份））

水煮章鱼足 ……… 2根
水煮虾仁 ……… 8只
番茄 ……… 1个
黄瓜 ……… 1根
白干酪 ……… 3大勺
Ⓐ ┌ 橄榄油（或亚麻籽油、紫苏
│   籽油）……… 2大勺
├ 柠檬汁 ……… 1大勺
└ 盐、胡椒粉 ……… 各少许

（做法）

1 番茄、黄瓜切成1cm见方的小块。

2 章鱼足切成不规则的小段,虾仁对半切开,去虾线。

3 碗中放入步骤1、2中备好的食材,A中的调料搅拌均匀后拌入食材中。放入白干酪再简单拌一下即可。

每天至少摄入350g蔬菜，煮个火锅大口吃菜

人体每日所需膳食纤维为17~20g

↓ 要达到这个目标

蔬菜、菌菇类、海藻类一共要吃不少于350g

多吃深色蔬菜，能充分摄入维生素C和β-胡萝卜素等维生素。

* 注意南瓜是高糖食品

350g蔬菜大概有多少？

↘ 这些蔬菜共计 **350g**（约含11g膳食纤维）

卷心菜
→ 2片100g

蘑菇
→ 1/2袋 50g

菠菜
→ 1/3把 70g

韭菜 → 1/3把 30g

西蓝花
→ 1/3颗 60g

秋葵
→ 3根 30g

　　由日本厚生劳动省推进的全民保健运动"健康日本21"中，推荐每人每天最好摄入不少于350g的蔬菜。此外，《日本人饮食营养标准（2020年）》中建议，男性每天要摄入20g膳食纤维，女性则要摄入17g。《中国居民膳食指南（2016年）》中建议餐餐有蔬菜，保证每天摄入300~500g蔬菜，深色蔬菜应占一半。

　　因为蔬菜体积较大，生吃（如沙拉等）很容易就吃不下去了。最好通过蒸、煮等方式煮熟食用。

　　但减糖饮食的中心还是肉类、鱼类等高蛋白食物。注意别盲目相信：蔬菜＝健康，不能只吃蔬菜，要同时保证蛋白质的摄入。

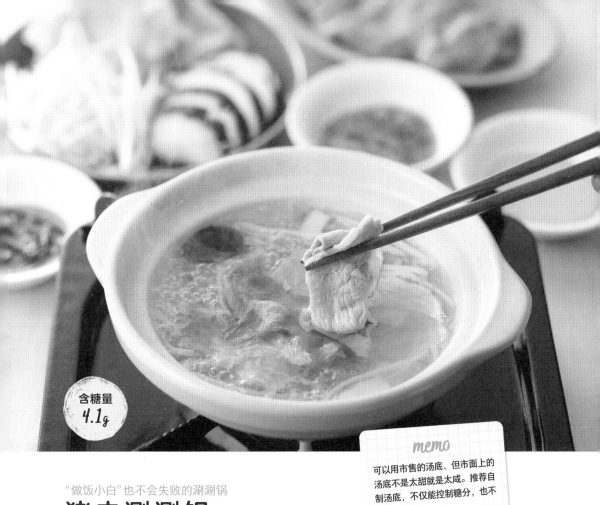

含糖量
4.1g

memo
可以用市售的汤底，但市面上的
汤底不是太甜就是太咸。推荐自
制汤底，不仅能控制糖分，也不
容易吃腻。

"做饭小白"也不会失败的涮涮锅
猪肉涮涮锅

食材(1~2人份)

薄切猪肉(涮火锅用)·········· 200g
菌菇类(品种任选)·········· 60g
豆芽·········· 1/2袋
球生菜·········· 4~6片
A ┌ 水·········· 600ml
  └ 鸡精·········· 1/2小勺

做法

1 菌菇切成适口大小，生菜撕成适口大小。

2 锅中放入A，煮开后转小火，放入猪肉，将步骤1备好的食材和豆芽迅速焯一下捞出，蘸以下调味小料食用。

盐渍海带调料　含糖量 1.6g
盐渍海带6~7g，温开水40ml，芝麻油1小勺，混合少许辣椒油即可。

洋葱生姜汁　含糖量 6.6g
1/4颗洋葱切碎后放进耐热碗中，不盖保鲜膜直接放进微波炉加热2分钟。加1小勺姜末、2~3大勺柚子醋拌匀即可。

芝麻酱　含糖量 2.6g
1大勺白芝麻粉，加上1大勺蛋黄酱和1/2大勺酱油、白醋混合即可。

※ 含糖量为调味小料的总含糖量。

鸡肉丸子只需要用汤勺舀一下，
形状不太圆也没关系！

鸡肉丸子豆腐锅

食材(1~2人份)

鸡肉馅 ………… 200g
盐 ………… 1/4小勺

A
扇贝肉(罐头) ………… 1罐(40g)
大葱(切末) ………… 1段(10cm)
料酒 ………… 1小勺

北豆腐 ………… 1/4块
卷心菜 ………… 3~4片(150~200g)
水 ………… 400ml

B
扇贝罐头汤汁 ………… 1罐(30g)
生姜(切丝) ………… 15g
料酒 ………… 1大勺
盐 ………… 2/3小勺

做法

1 鸡肉馅放入碗中，加盐搅拌至黏稠并加入A中食材，继续搅拌。

2 豆腐切成2cm见方的小块，用厨房纸包好沥干水分。卷心菜切成大片。

3 锅中放入B，待水烧开后用汤勺将步骤1制好的鸡肉馅舀成球形入锅，盖上锅盖煮1~2分钟。

4 加入豆腐、卷心菜再煮2~3分钟，依次将煮熟的食材捞出食用即可。

memo

可以多放生姜。生姜中含有的辛辣成分——姜辣素加热后会转化为姜烯酮，具有从内而外温暖身体的作用。

含糖量
5.1g

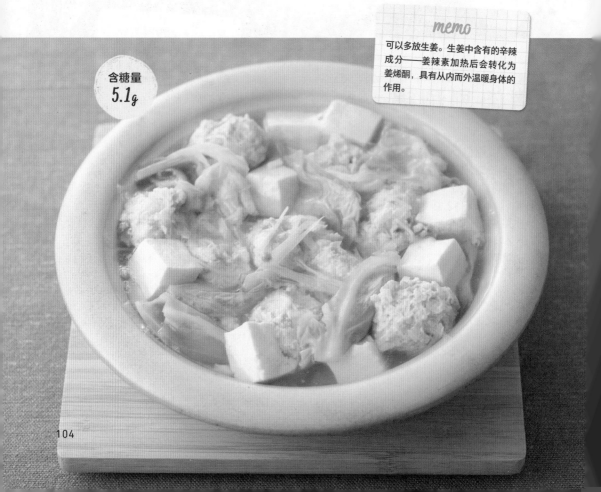

火锅常客——豆奶鸡肉锅，
汤底用豆奶改良一下

豆奶鸡肉锅

食材(1~2人份)

鸡腿肉 ………… 1块(250g)
白菜 ………… 150g
大葱 ………… 1/3根
京水菜 ………… 50g
豆奶 ………… 150ml
A ┌ 水 ………… 150ml
  │ 料酒 ………… 3大勺
  └ 鸡精、盐 ………… 各1/2小勺

做法

1 鸡肉切成大小均匀的6~8块，撒上1小撮盐
（ 不包含在上述食材中 ）。

2 白菜去芯，菜叶切成大块。葱斜切成1cm
厚的小段。京水菜切成3~4cm长的小段。

3 锅中放入A，水开后放入鸡肉煮4~5分钟至
煮熟。

4 放入白菜、葱和豆奶，煮2~3分钟至白菜熟
透。最后加入京水菜。

memo

豆奶是富含蛋白质、铁和B族维生
素的低糖食品。可按个人口味选择
调制过的豆奶或原味豆奶，但调制
豆奶加热时不易分层。

含糖量
6.6g

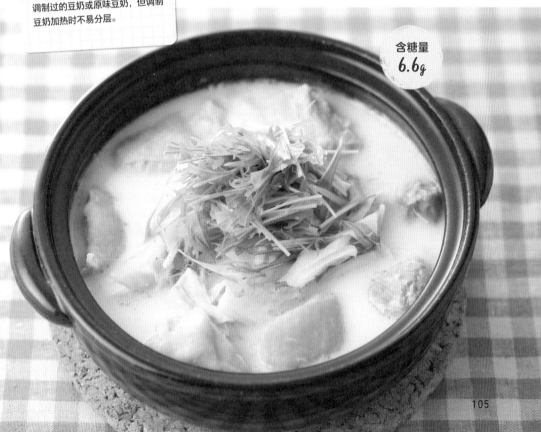

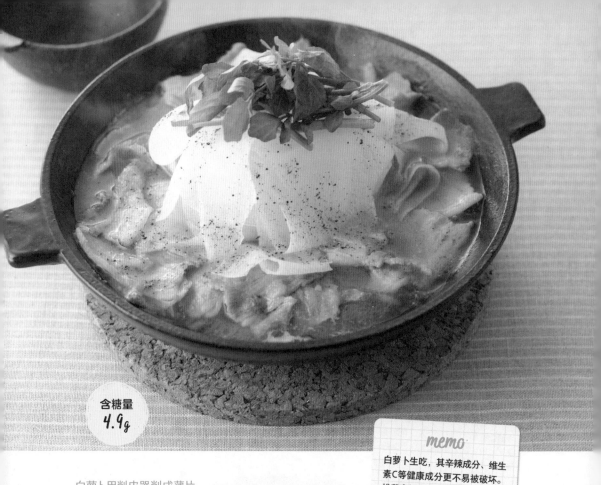

含糖量
4.9g

memo

白萝卜生吃，其辛辣成分、维生素C等健康成分更不易被破坏。推荐烹饪白萝卜时不要久煮，保留其爽脆的口感。

白萝卜用削皮器削成薄片，
也可用西葫芦或胡萝卜代替

薄切白萝卜猪肉锅

食材(1~2人份)

薄切猪五花 ………… 200g
白萝卜 ………… 1/3根(200g)
水芹 ………… 1/2把
姜末、蒜末 ………… 各1小勺
A ┌ 料酒、酱油 ………… 各1大勺
　└ 鸡精、盐 ………… 各1/2小勺
黑胡椒粉 ………… 少许
芝麻油 ………… 1小勺

做法

1 猪肉切成5cm宽的小条。白萝卜用削皮器削成细长条状。水芹切成适口长度。

2 锅中加入芝麻油、姜末和蒜末，用小火爆香后，放入猪肉转中火翻炒。待猪肉变色断生后注入400ml水，大火煮开撇去浮沫。

3 加入A，放上白萝卜和水芹，撒黑胡椒粉调味。白萝卜和水芹煮熟后再捞出食用。

用冰箱里的海鲜就能做，
还可以按个人喜好蘸蛋黄享用

韩式海鲜泡菜锅

食材(2人份)

虾…………4只
扇贝…………2个
鳕鱼…………1块
北豆腐………1/3块
韭菜…………1/3把
泡菜…………100g
A ┌ 水…………200ml
  │ 酱油、料酒、芝麻油
  │ …………各1小勺
  └ 鸡精…………1小勺

做法

1 虾去壳去虾线。鳕鱼加少量盐(不包含在上述食材中)腌制10分钟左右，沥干水分切成适口大小。豆腐切成适口大小。韭菜切成3~4cm长的小段。

2 锅中放入A，大火烧开后转中火，加入泡菜搅拌。

3 放入虾、扇贝、鳕鱼和豆腐一起煮。待再次烧开后放入韭菜，煮一小会儿后即可食用。

memo
加入泡菜可以代替调料，还能当蔬菜吃，一举两得。但市面上的泡菜很多是甜口，购买时要注意检查成分表。

含糖量
5.1g

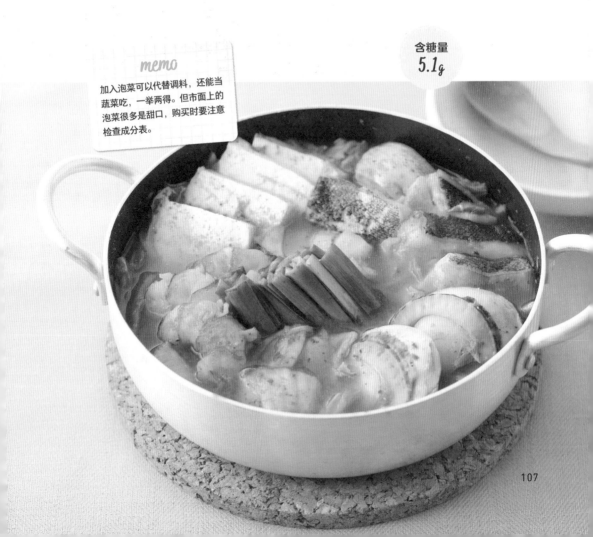

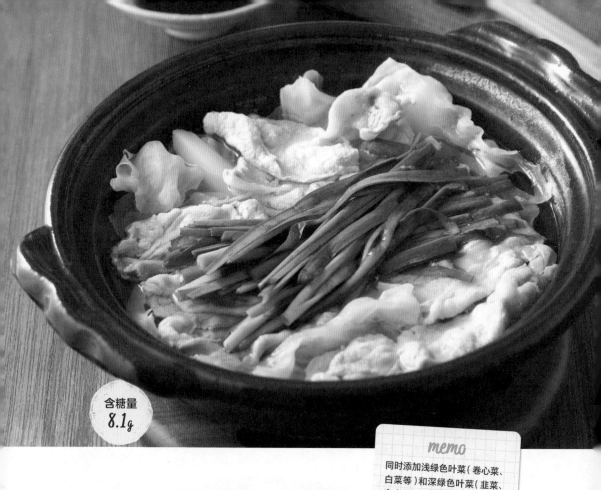

含糖量
8.1g

memo
同时添加浅绿色叶菜（卷心菜、白菜等）和深绿色叶菜（韭菜、京水菜、小松菜等）不仅好看，营养也会更均衡。

火锅涮肉+常见蔬菜，
让人百吃不厌

卷心菜猪肉锅

食材(1人份)

薄切猪肉（涮火锅用）·········· 80g
卷心菜 ·········· 3片（150g）
韭菜 ·········· 1/2把
料酒 ·········· 1大勺
柚子醋 ·········· 适量

做法

1 卷心菜撕成大块。韭菜切成长度均匀的3~4段。

2 在砂锅中倒入600ml水和1大勺料酒，大火烧开后放入卷心菜，转中火。

3 待再次烧开后将猪肉片平铺入锅，放上韭菜炖煮。可蘸柚子醋食用。

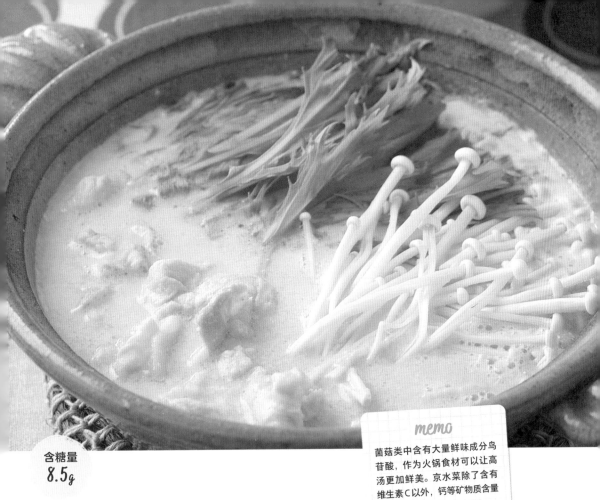

含糖量
8.5g

memo

菌菇类中含有大量鲜味成分鸟苷酸，作为火锅食材可以让高汤更加鲜美。京水菜除了含有维生素C以外，钙等矿物质含量也很丰富。

猪肉的美味与豆奶的醇厚相得益彰，
可以用其他绿叶菜代替京水菜

猪肉豆奶锅

食材(1~2人份)

薄切猪肉(涮火锅用)··········· 160g
金针菇 ··········· 150g
京水菜 ··········· 150g
豆奶 ··········· 200ml
高汤 ··········· 200ml

A ┌ 酱油、味啉
  │ ··········· 各1小勺
  └ 盐 ··········· 半小勺

做法

1 金针菇去根后撕开。京水菜切成5~6cm长的小段。猪肉片切成适口大小。

2 锅中倒入高汤，大火煮开后加入豆奶和A转中火熬煮。

3 再次煮开后依次放入猪肉片、金针菇、京水菜，煮熟后即可食用。

用胡萝卜、牛蒡等鲜切根菜制成。
层次丰富的味噌风味

三文鱼根菜涮涮锅

食材(2人份)

三文鱼 ………… 2块
鲜切根菜组合（市售）
………… 1盒（200g）
高汤 ………… 500ml
味噌 ………… 2大勺
味啉 ………… 1大勺
小葱（切葱花）………… 适量

做法

1 将每块三文鱼切成大小均匀的3~4片。

2 将根菜和高汤放入锅中，大火煮开后加入三文鱼、味啉，转中火，加入味噌炖煮。煮至三文鱼熟透，根菜软烂。

3 装盘后撒上葱花装饰。

含糖量
14.8g

memo

三文鱼的脂肪中含有大量能够疏通血管的EPA、DHA。此外，三文鱼含有的红色素——虾青素还有抗氧化和抗炎症的作用。

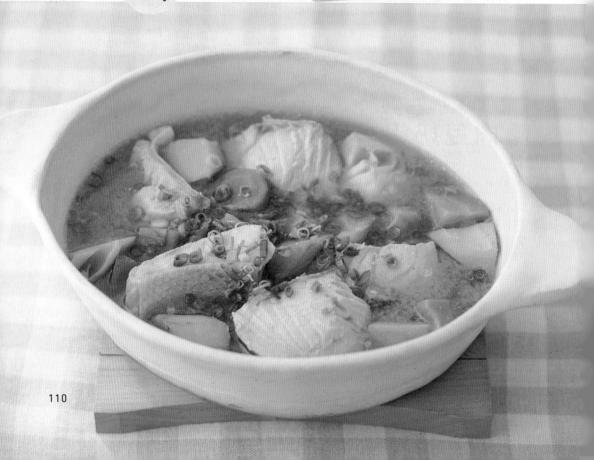

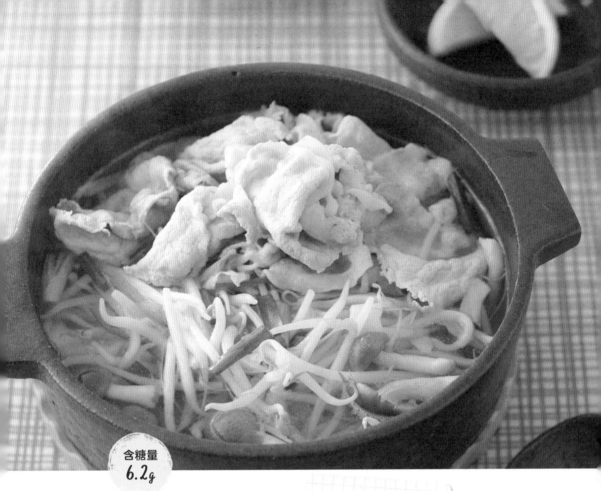

含糖量
6.2g

用盐简单地进行调味，
蒜片和柠檬让菜肴香气扑鼻

猪肉蔬菜涮涮锅

食材(2人份)

薄切猪肉(涮火锅用)·········· 150g
鲜切蔬菜组合(市售)·········· 1盒(200g)
A ⌈ 水 ·········· 800ml
  │ 料酒 ·········· 50ml
  │ 大蒜(切片)·········· 1瓣
  └ 鸡精 ·········· 1大勺
柠檬(切瓣)·········· 2瓣

做法

1 锅中放入A，开大火炖煮。

2 水开后加入鲜切蔬菜和猪肉，待猪肉
煮熟，蔬菜按个人口味添加，煮软后
即可食用，还可挤点柠檬汁调味。

111

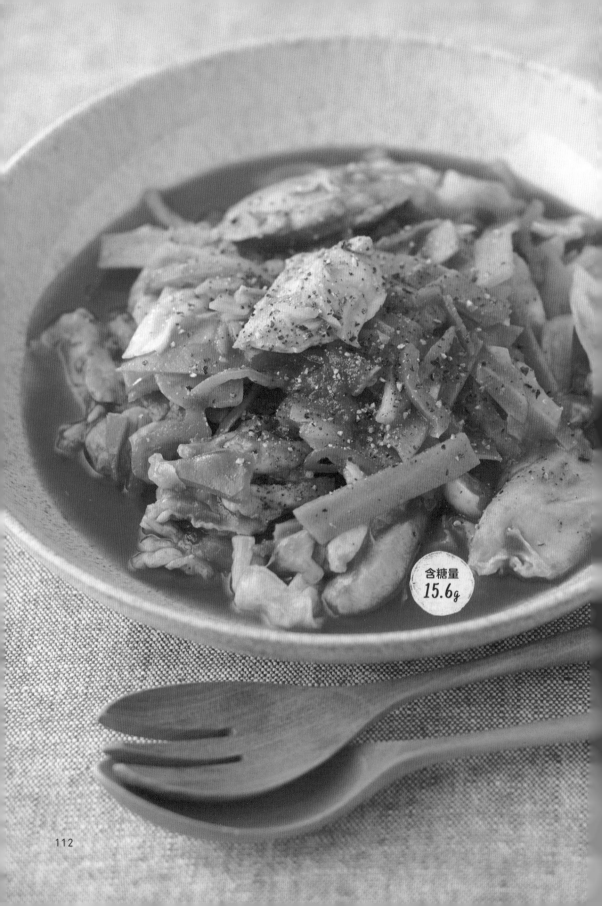

含糖量
15.6g

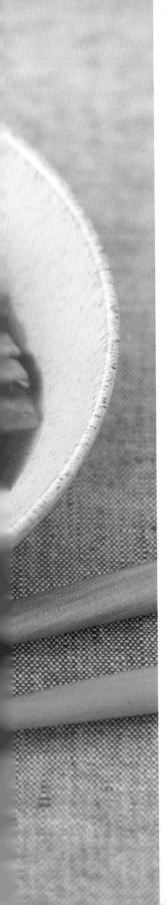

加入炒菜用的蔬菜组合,
如卷心菜、韭菜和胡萝卜

鸡肉蔬菜番茄锅

食材(2人份)

鸡腿肉(去皮)·········· 160g

鲜切蔬菜组合(市售)

·········· 1盒(200g)

大蒜(切末)·········· 1瓣

盐、黑胡椒粗粒、面粉

·········· 各适量

A ┌ 番茄罐头·········· 1/2罐
  │ 番茄酱·········· 1大勺
  └ 鸡精·········· 1小勺

橄榄油·········· 1/2大勺

memo

番茄中的红色素叫番茄红素,是
非常重要的营养物质,具有很强
的抗氧化作用。番茄罐头易于保
存,其所含番茄红素比新鲜番茄
更多,非常推荐。

做法

1 鸡肉切成适口大小,撒上少许盐和黑胡椒粗粒,裹上薄薄的一层面粉。

2 平底锅中倒入橄榄油,放入蒜末小火爆香后,加入鸡肉,转中火煎至两面金黄。

3 放入鲜切蔬菜翻炒,待蔬菜炒软后加入A。中小火熬至汤汁黏稠,加入盐和黑胡椒粗粒调味即可。

煮些卷心菜丝再卧个鸡蛋，
可根据个人喜好选择几分熟

卷心菜窝蛋咖喱汤

食材(2人份)

鸡蛋 ………… 2个
卷心菜丝(市售) ………… 1袋(200g)
A 水 ………… 600ml
鸡精 ………… 2小勺
咖喱粉 ………… 1/2小勺
橄榄油 ………… 1小勺

做法

1 锅中倒入橄榄油，加咖喱粉，小火爆
香后加入卷心菜丝，转中小火翻炒。

2 待卷心菜炒软后加入A，中火煮开后
打入鸡蛋。窝蛋几分熟可以根据自己
的喜好选择。

memo

市售的卷心菜丝除了用于凉拌以
外，也很适合加热烹饪。卷心菜
丝有各种各样的做法，炒菜、煮
汤、卷心菜丝窝蛋(P80)等。

含糖量
4.9g

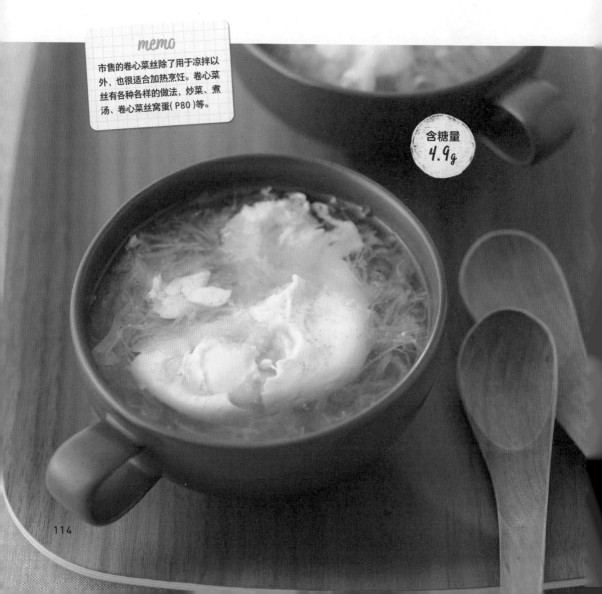

加量、代替、调味，减糖效果非常好

每天摄入的糖控制在130g以下

↓

每餐摄入的糖控制在$40\sim50_g$

↓

吃米饭时要注意

1碗米饭（150g）	2/3碗米饭（100g）	1/2碗米饭（75g）
含糖量55.3g	含糖量36.9g	含糖量27.7g
✗ 含糖量过高	○ 配菜要减糖	◉ 配菜可以自由搭配

大概这么多！

白米饭
半碗（75g）
含糖量27.7g

加量米饭
（裙带菜和小鱼干、黄豆制成的菜饭）
（约140g）
含糖量30g

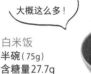

减糖小妙招

1 加量　米饭和低糖食物一起煮，加量不加糖

2 代替　将面条换成魔芋丝等，不要食用含糖量高的食材

3 调味　改良调味，如用盐代替白砂糖和酱油

　　很多人虽然知道减糖时期要少吃米饭，但实际操作时才发现，少吃米饭比自己想象得要难得多，从而大受挫折，让减糖饮食难以进行下去。本节将介绍减糖不减量的小技巧，用这些方法实现轻松减糖吧。

　　此外，本节还将介绍用低糖食材代替薯类、面条等高糖食材，让菜品更加美味可口的方法。这样既能保证摄入充足的高蛋白食品和蔬菜，饱腹感也会更强。

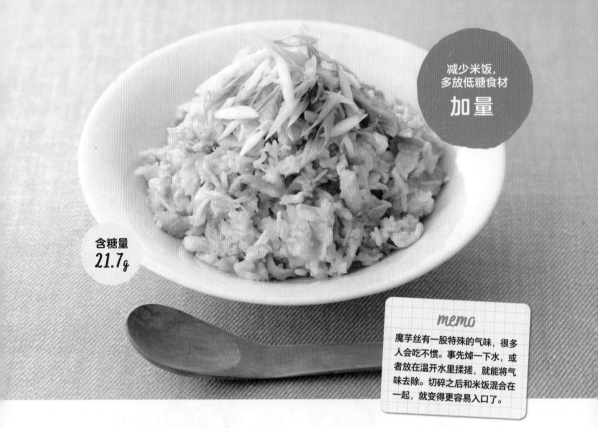

减少米饭，
多放低糖食材
加量

含糖量
21.7g

memo

魔芋丝有一股特殊的气味，很多
人会吃不惯。事先焯一下水，或
者放在温开水里揉搓，就能将气
味去除。切碎之后和米饭混合在
一起，就变得更容易入口了。

添加菌菇类和魔芋丝，一餐只吃50g米饭！

猪肉魔芋丝金针菇炒饭

食材(2人份)

热米饭	2/3碗（100g）
薄切猪里脊	100g
金针菇	1袋（100g）
魔芋丝	100g
鸡蛋	2个
生姜（切末）	1小勺
芝麻油	1大勺半
酱油	1大勺
盐、胡椒粉	各适量
小葱（斜切）	适量

做法

1 猪肉和金针菇分别切成1cm长的小段。魔芋丝用温开水揉搓洗净后切碎。鸡蛋打散后，加盐和胡椒粉搅拌均匀。

2 将魔芋丝在平底锅中干煎至水分蒸发，变干、变脆后盛出。

3 在平底锅中放入1大勺芝麻油，大火加热，倒入蛋液一边搅拌一边炒至半熟后盛出。

4 在平底锅中倒入1/2大勺芝麻油和姜末加热，加入猪肉翻炒。待猪肉变色断生后放入金针菇、米饭一起翻炒。

5 加入步骤2、3中的食材继续翻炒，添加酱油调味。装盘后按个人口味装饰上斜切的葱叶。

大块培根加蘑菇
做成杂烩饭

培根口蘑杂烩饭

减少米饭，
多放低糖食材
加量

食材（4人份）

大米 ……… 150g
水 ……… 160ml
培根（块状） ……… 60g
口蘑 ……… 5~6个（50g）
　┌ 料酒（或白葡萄酒） ……… 1大勺
Ⓐ 橄榄油 ……… 1/2大勺
　└ 鸡精 ……… 1/4小勺
水芹 ……… 5~6根

做法

1　将大米淘洗干净后放入电饭煲，加160ml水。

2　培根切成条状。口蘑切成大小均匀的4份。

3　培根用平底锅小火翻炒，再加入口蘑继续翻炒。

4　在步骤1淘洗好的米中加入A拌匀，再放入步骤3中的食材，按平时煮饭的步骤操作。

5　杂烩饭做好后加入切碎的水芹，翻搅拌匀即可。

memo

做杂烩饭时将食材切成大块，口感更突出，能弥补米饭减少的不足。加入蟹味菇、杏鲍菇等菌菇类也十分美味。喜欢中式口味的人，可以将培根换成腊肉或咸肉。

含糖量
29.2g

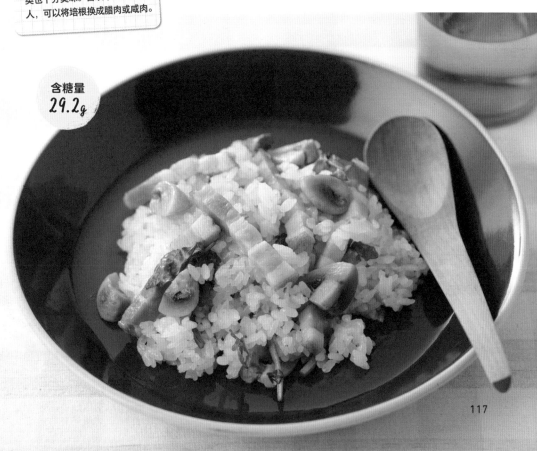

117

竹笋切大块，
吃得更饱，口感更好
竹笋羊栖菜什锦饭

食材(4人份)

大米 ………… 150g

水 ………… 140ml

羊栖菜芽(干) ………… 5g

水煮竹笋 ………… 50~60g

油豆腐 ………… 1块(25g)

A ┌ 酱油、味啉
  │ ………… 各1大勺半
  └ 鸡精 ………… 1/2小勺

做法

1 将大米淘洗干净后放入电饭煲，加140ml水。

2 羊栖菜用大量水浸泡约20分钟后沥干。水煮竹笋切成适口的薄片，焯水后迅速用漏勺捞起。油豆腐放入漏勺用热水浇一下，竖着对半切开后切成1cm宽的小条。

3 在步骤1淘洗好的米中加入A拌匀，再放入步骤2中的食材，按平时煮饭的步骤操作。

4 什锦饭做好后翻搅均匀即可盛出食用。

memo

羊栖菜泡发后体积会膨胀到原来的8~10倍。羊栖菜芽较为细碎，适合与米饭一起食用。也可用其他海藻类代替。

含糖量
33g

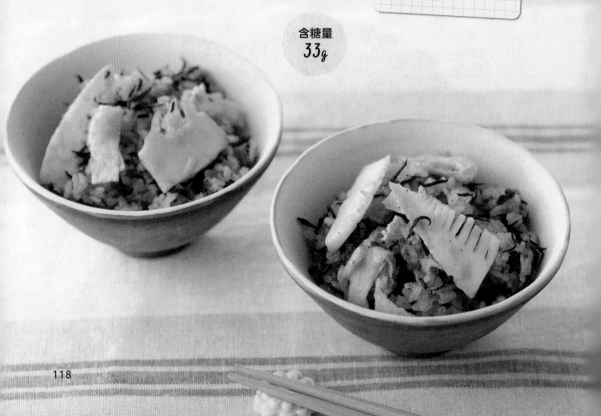

118

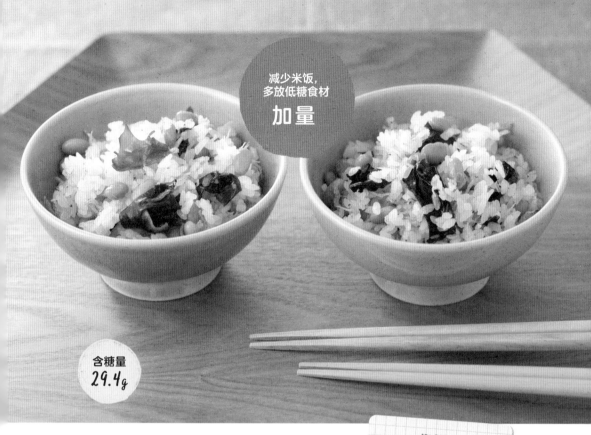

减少米饭,
多放低糖食材
加量

含糖量
29.4g

memo
要点是多放食材。大豆、海藻类
等低糖食品不仅和米饭很搭,还
含有丰富的膳食纤维,饱腹感强。

用油炒过的食材加上热腾腾的米饭,
添加大豆和裙带菜,饱腹感更强

大豆裙带菜小银鱼拌饭

食材(4人份)

大米 ………… 150g

水 ………… 180ml

水煮大豆(市售)
………… 100g

裙带菜(干)………… 3g

小银鱼干 ………… 30g

盐 ………… 1/3小勺

芝麻油 ………… 1/2大勺

做法

1 将大米淘洗干净后放入电饭煲,加180ml水浸泡
30分钟。加盐,按平时煮饭的步骤操作。

2 裙带菜用大量水浸泡4~5分钟后沥干。水煮大豆沥
干水。

3 在平底锅中加热芝麻油,放入步骤2中准备好的食
材,翻炒3分钟左右。

4 将步骤1的米饭蒸好后加入步骤3中食材和小银鱼
干,翻拌均匀即可食用。

爽脆的莲藕加上酸甜的梅干，
奶酪口感醇厚，少量米饭也能让人满足

莲藕梅干奶酪饭

减少米饭，
多放低糖食材
加量

食材(4人份)

大米 ……… 150g
水 ……… 180ml
莲藕 ……… 50g
梅干(去核) ……… 1颗
奶酪 ……… 2块(36g)
木鱼花 ……… 1袋(4.5g)
盐 ……… 1小撮
小葱(切丝) ……… 适量

做法

1 将大米淘洗干净后放入电饭煲，加180ml水浸泡30分钟。加盐，按平时煮饭的步骤操作。

2 莲藕切成5mm厚的扇形，用加了少许白醋(不包含在上述食材中)的清水浸泡5分钟左右，沥干水分。

3 步骤1的米饭蒸好后加入藕片，盖上锅盖再蒸10分钟。

4 将梅干、奶酪撕成小块，加入步骤3蒸好的米饭中。放入木鱼花后翻搅均匀。盛出，可按个人口味加入葱丝等装饰。

memo

除了莲藕外，还可以加入牛蒡和白萝卜。与叶菜相比，根菜的含糖量更高，但根菜含有丰富的膳食纤维，口感也更突出，适合用来为米饭加量。

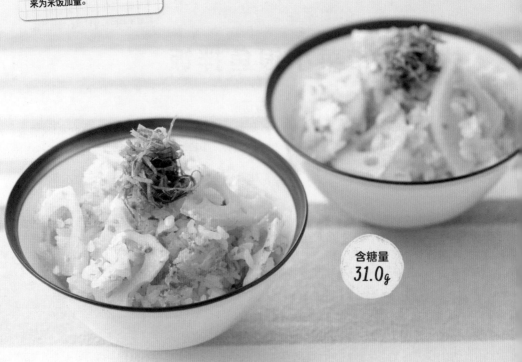

含糖量
31.0g

用豆腐代替意大利面等糖类,
再加入奶酪,香气扑鼻又可口

番茄豆腐焗鸡胸肉

食材(2人份)

北豆腐 ………… 1块
鸡胸肉 ………… 100g
蟹味菇 ………… 80g
比萨用奶酪 ………… 40g
洋葱(切碎) ………… 1/4颗
大蒜(切末) ………… 1/4瓣
番茄罐头(块状) ………… 1/2罐
盐、胡椒粉 ………… 各适量
橄榄油 ………… 2小勺

做法

1 豆腐用厨房纸包好,放上重物沥干水分。

2 锅中放1小勺橄榄油,放入蒜末爆香后加洋葱翻炒。
加入番茄和少许盐、胡椒粉,待番茄软烂后转小火,
盖上锅盖焖4~5分钟。

3 豆腐切成6等份。蟹味菇分成小朵。鸡肉切成8mm
厚的片,用少许盐和胡椒粉腌制备用。

4 平底锅中倒入1小勺橄榄油,油热后码入豆腐和鸡肉,
煎至两面金黄。

5 将步骤4中的食材放入耐高温容器,铺上蟹味菇,淋
上步骤2中的食材,再撒上奶酪。烤箱预热至230℃,
放入食材,烤10分钟即可。

memo

用油豆腐代替豆腐,口感更爽脆。
将蔬菜换成花椰菜、西蓝花、茄
子等,维生素C和膳食纤维含量
会更丰富。

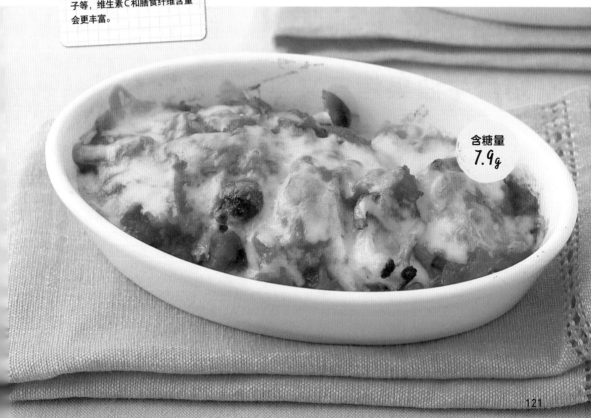

含糖量
7.9g

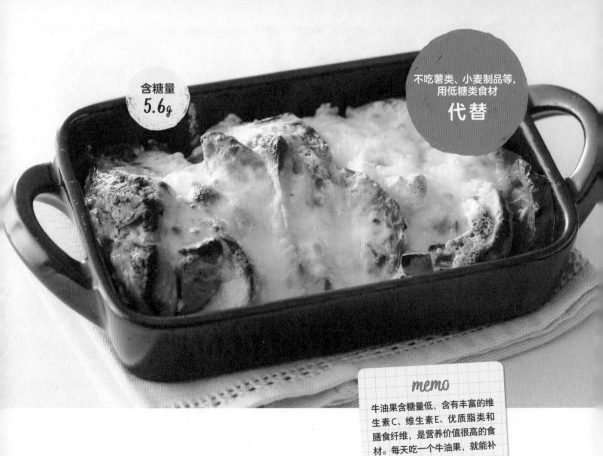

含糖量
5.6g

不吃薯类、小麦制品等，
用低糖类食材
代替

memo

牛油果含糖量低，含有丰富的维生素C、维生素E、优质脂类和膳食纤维，是营养价值很高的食材。每天吃一个牛油果，就能补充当天所需膳食纤维的1/2。

牛油果加热后会变得香醇绵软，
捣碎后再吃风味更佳

奶酪牛油果烤三文鱼

食材(2人份)

三文鱼 ……… 2块
牛油果 ……… 1个
番茄 ……… 1个
Ⓐ ┌ 盐 ……… 2小勺
　 └ 酱油 ……… 1小勺
比萨用奶酪 ……… 30g
黑胡椒粉 ……… 少许

做法

1 三文鱼用厨房纸吸干水分后切片。放进塑料袋中，加入A，隔着塑料袋轻轻揉搓让其入味，腌制20分钟以上。

2 将刀具竖着嵌入牛油果中，轻轻一拧即可将其分成两半，之后去除核与果皮。将果肉横着切成1mm厚的片状。番茄切成7~8mm厚的半圆形。

3 在耐热容器内部涂抹食用油(不包含在上述食材中)，将步骤1、2处理好的食材整齐码入容器中，铺上奶酪，撒上黑胡椒粉，烤箱烤10~15分钟至三文鱼熟透(若中途出现烤焦迹象可包上锡纸)。

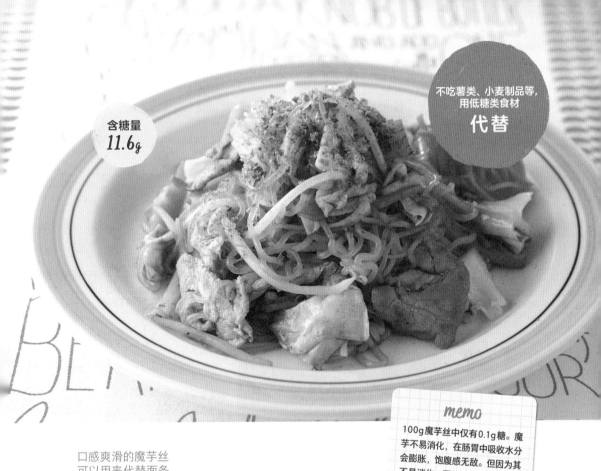

含糖量
11.6g

不吃薯类、小麦制品等,
用低糖类食材
代替

口感爽滑的魔芋丝
可以用来代替面条

酱汁猪肉魔芋丝

memo

100g魔芋丝中仅有0.1g糖。魔芋不易消化,在肠胃中吸收水分会膨胀,饱腹感无敌。但因为其不易消化,要细嚼慢咽。烹饪前焯一下水能减轻其特有的气味。

食材(1人份)

魔芋丝 ………… 200g
猪肉片 ………… 50g
卷心菜 ………… 1片(50g)
胡萝卜 ………… 20g
豆芽 ………… 50g
┌ 中浓酱汁 ………… 1大勺半
A 酱油 ………… 1小勺
└ 盐、胡椒粉 ………… 各少许
色拉油 ………… 1小勺
海苔碎 ………… 少许
红姜 ………… 适量

做法

1 魔芋丝煮熟后沥干水分,切成适口的长度。

2 卷心菜切成适口大小,胡萝卜切丝,豆芽去根。

3 平底锅中放入步骤1中处理好的魔芋丝,干煎至水分蒸发,口感弹牙时盛出。

4 在平底锅中倒入色拉油,油热后依次放入猪肉片、卷心菜、胡萝卜和豆芽翻炒。待蔬菜炒软后将魔芋丝重新加入锅中,放入A调味。

5 出锅装盘,撒上海苔碎,用红姜装饰即可。

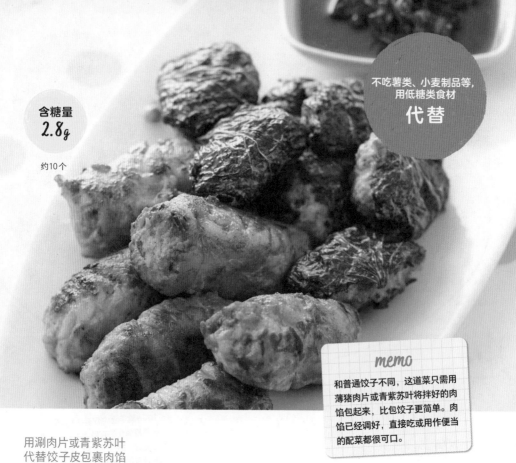

含糖量
2.8g

约10个

不吃薯类、小麦制品等，
用低糖类食材
代替

memo

和普通饺子不同，这道菜只需用薄猪肉片或青紫苏叶将拌好的肉馅包起来，比包饺子更简单。肉馅已经调好，直接吃或用作便当的配菜都很可口。

用涮肉片或青紫苏叶
代替饺子皮包裹肉馅

肉卷 & 紫苏卷

食材(约20个)

猪肉馅 ········· 250g
薄切猪肉(涮火锅用) ········· 10片
青紫苏叶 ········· 10片
韭菜 ········· 1/2把
大葱 ········· 1根
生姜(切末) ········· 1块
蒜末 ········· 1小勺

Ⓐ
鸡蛋 ········· 1个
芝麻油、酱油
········· 各2大勺
盐、胡椒粉 ········· 各少许

做法

1 韭菜切碎，葱切成葱花。

2 碗里放入猪肉馅、姜末、蒜末搅拌均匀。加入A搅拌至黏稠后，放入步骤1的食材拌匀。

3 将拌好的肉馅捏成适口大小的椭圆形，用猪肉片或青紫苏叶包好。

4 平底锅开中火热油(不包含在上述食材中)，将步骤3做好的肉卷整齐码放在锅中。中火煎至表面金黄，盖上锅盖转小火再焖4~5分钟。

用山药代替小麦粉，
营养丰富且低糖

章鱼小丸子

不吃薯类、小麦制品等，
用低糖类食材
代替

食材（约20个）

水煮章鱼足 ……… 2根
鸡蛋 ……… 4个
山药 ……… 50g
高汤 ……… 100ml
大葱（切葱花）……… 1/2根
红姜（切碎）……… 2大勺

A
├ 海苔碎、木鱼花、御好烧[1]
│   酱汁、番茄酱、蛋黄酱
│   ……… 各适量
└ *选择低糖酱汁和番茄酱

B
├ 高汤 ……… 200ml
│ 酱油 ……… 2大勺
│ 盐 ……… 3小撮
└ 小葱（切葱花）……… 适量

做法

1 山药捣成泥，章鱼切成8mm见方的小块。

2 鸡蛋在碗中打散，加入山药泥和高汤搅拌均匀。

3 预热章鱼小丸子烤盘，涂上一层橄榄油（不包含在上述食材中）。倒入步骤2中拌好的食材，放入一块章鱼，撒上满满的葱花和红姜。

4 待凝固成型后用竹签将周围溢出的食材拨好，翻面让丸子成球形。

5 装盘后蘸A或B食用。

─────────

1 御好烧是源自日本的一种小食，主要制作食材有鸡蛋、面粉、卷心菜等。可在网店买到御好烧的酱汁。

memo

使用黏稠的山药更加易成型，制成的小丸子更加圆润美观。食材放太多不容易定型，建议少放食材。丸子主要由鸡蛋制成，营养满分且糖分低。

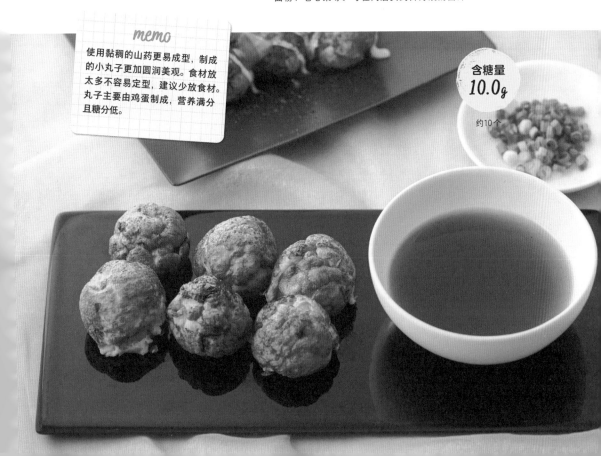

含糖量
10.0g

约10个

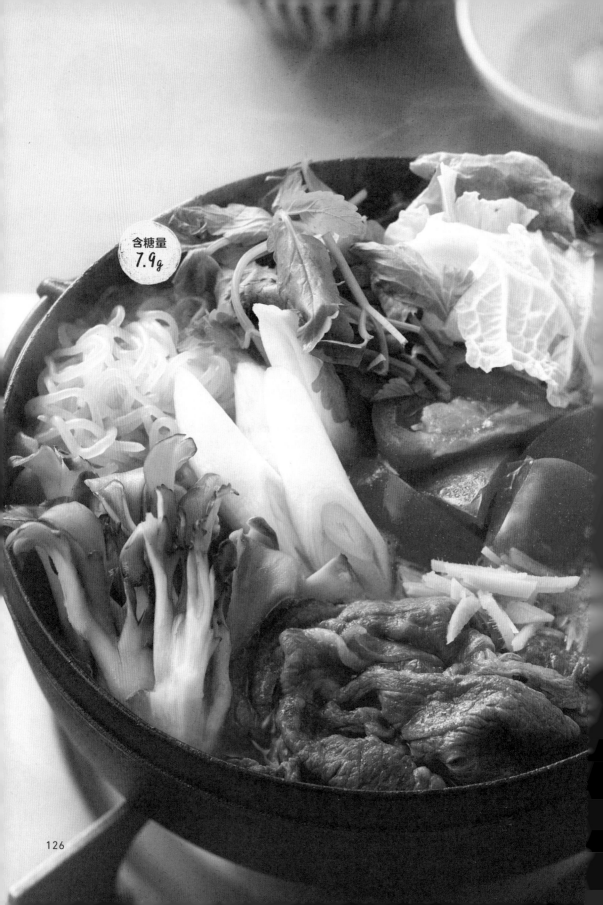

含糖量
7.9g

126

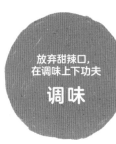
不放酱油和白砂糖，保留自然的咸味。
口味清爽，老少咸宜

咸味寿喜锅

食材（3人份）

牛肉片(涮火锅用)	300g	生姜	1/2块
煎好的豆腐	1/2块	高汤	200~400ml
魔芋丝	1/2袋	料酒	50ml
大葱	1根	味啉	1大勺
白菜	4片	盐	1~2小勺
西洋芹	1把	鸡蛋	3个
番茄	1个	牛油	适量
菌菇类(品种任选) 1小把			

（A对应高汤、料酒、味啉、盐）

memo

多用鲜味食材，汤汁口感会更富
层次。牛肉富含肌苷酸，白菜和
番茄含有谷氨酸，菌菇含有鸟苷
酸，鲜美又有营养。

做法

1 豆腐切成6等份，魔芋丝切成适口
长度。葱斜切成片，白菜切片，西
洋芹切段，番茄切成大小均匀的6
瓣。菌菇分成小朵。生姜切丝。

2 将A中的调料混合拌匀。

3 热锅，融化牛油，放入步骤1备好
的食材和牛肉，倒入步骤2中调好
的调料炖煮。煮熟后即可食用。

减糖 + 轻断食

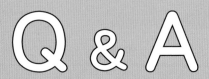

　　不少人因为用错了减糖的方法而减肥失败，或对减糖饮食抱有错误的观念，还有人认为轻断食不利于健康。

　　本章对减糖轻断食中遇到的疑虑和常见问题做了详尽的解答。

Q1 减糖食谱里有许多肉类和油脂，不会摄入过多的热量吗?

摄入多少热量与胖瘦无关。很多人在减肥中都会纠结热量问题，但实际上，1kcal 的定义是"让 1g 水上升 1℃所需的能量"，是将被测食物燃烧后测出上升的温度，从而换算出来的。

但不可能用这种方法测算出所有食物的热量，因此一般将 1g 蛋白质和碳水化合物定为 4kcal，脂类定为 9kcal，算出近似值并将其当作食物中所含的能量。

可以说，这与人体内进行的消化和代谢截然不同。

实践减糖饮食时，有人会直接把主食从平时的食谱中去掉，但这样一来就成了低卡饮食，反而会让人体陷入能量不足的窘境。

减少多少碳水化合物，就增加多少蛋白质和脂类是减糖饮食的基本原则。不用对肉类和油脂的热量敬而远之，可以适当多吃肉和油脂。

$\mathcal{Q}2$ 减糖食谱里有许多蛋白质和脂类，不会营养不均衡吗？

说到营养均衡，人们经常将"热量营养素均衡"作为前提。热量营养素均衡指的是提供能量的蛋白质、脂类和碳水化合物（包括酒精）在总热量中所占的比例达到平衡。想要达到热量营养素均衡，蛋白质需要占到 13%~20%，脂类占 20%~30%，碳水化合物占 50%~65%。

但这只是用一般意义上的普通人的饮食比例取的平均数，将其定义为"营养均衡"而已，其实没有任何科学依据。

真正重要的是我们能够摄入多少必需营养素。

本书倡导各位读者多吃肉类、鱼类等高蛋白食品。通过摄入这些动物蛋白，在补充蛋白质的同时，也充分补充了脂类、维生素和矿物质等营养素。此外，肉类和鱼类中缺乏的维生素 C 和膳食纤维可以通过多吃蔬菜来补充。

减糖饮食反而更有利于营养均衡。

Q3 据说减糖会导致肌肉减少，这是真的吗?

不是这样的。

人们存在着一种误解，认为减糖会导致摄入的能量不足，身体会分解肌肉提供能量。的确，人体的糖异生（详见前文 P11）系统会从蛋白质（氨基酸）中合成能量来源——葡萄糖，但并不会为此去分解肌肉。人体内本身储备着用于糖异生的游离氨基酸和脂肪分解后产生的甘油，其中那些游离氨基酸又被称作"氨基酸池"。

但如果减糖的方法出错，只减少主食，而不增加肉类、鱼类等蛋白质来源的话，就会因为蛋白质不足而导致肌肉减少。

本书推荐的每日蛋白质摄入量为每 1kg 体重对应 1.5~1.6g 蛋白质。减糖过程中，只要摄入充分的蛋白质，就不会减少肌肉。

Q4 减糖会导致健康状况恶化、体力不支，这到底是真是假?

那些因为减糖而导致健康状况恶化、体力不支、困倦疲惫的人大部分是因为自作主张，用错了减糖方法。他们忘记了减少多少主食，就要增加多少蛋白质和脂类。这样一来，摄入的热量不足是肯定的，还有可能导致营养不良。

不少人对热量的迷信可谓根深蒂固，导致无数人，尤其是很多女性都认为吃肉会胖，摄入食用油会胖。有的人说自己也会补充蛋白质因此不必担心，但实际上他们的食谱可能只是在蔬菜沙拉里加了鸡胸肉或豆腐，再放一点点鸡蛋而已，说到底蛋白质和脂类还是太少了。

减糖人士想要让脂类成为自己的能量来源，就必须充分摄入脂类，因为要通过肉类和鱼类补充大部分的脂类。不仅要吃鸡胸肉，还要吃猪肉、牛肉等富含脂肪的肉类。

Q5 听说减糖时会出现焦躁不安等戒断反应，这是怎么回事呢?

有些人减糖时会感受到自己生理、心理上的变化，或产生异样的感觉。

之前过着高糖饮食生活的人大多有"糖瘾症"，突然大量减少糖分的摄入后，会出现焦躁不已、坐立不安、疯狂想吃甜食等戒断反应。

一般说来，这些反应会在1~2周消失，但据说那些糖瘾严重的人要摆脱对糖分的依赖需要花上更多的时间。

本书提倡将减糖和一日两餐的轻断食相结合，其实轻断食才是关键。轻断食对糖瘾导致的戒断反应有很好的抑制作用。通过轻断食留出一段空腹时间，能够抑制食欲冲动，防止嘴馋吃零食。

此外，本书推荐的每日摄入糖分量为130g，比起严格意义上的减糖（每日摄入糖类不超过50g）要更温和，更容易适应。

Q6 坚持多久会有效果? 自己能判断出身体在燃烧脂肪供能吗?

每个人的体质不同,有些人可能 1 个月就能看到效果。

如果能立马见效,体重下降、体脂肪减少的话当然是最理想的状态,但如果事与愿违,很多人也会在减糖过程中对效果产生怀疑。

判断减肥是否顺利(戒除对糖分的依赖、练就燃脂体质)的标准之一是饥饿的产生形式,也就是饥饿感。减糖饮食和高糖饮食下饿肚子的感觉是不一样的。如果你处于"有轻微饥饿感,可以忍耐,通过做别的事可以忘记食欲"这种状态,那么就算体重没有下降也不用着急。

如果体重迟迟没有下降,可能因为你属于小基数减肥,或本来就是小鸟胃,身体缺乏营养等。

Q7 我担心减糖会导致摄入过多盐分，烹饪时用哪种调料比较好呢?

　　减糖不会导致摄入过多盐分。那些适合搭配米饭的菜肴，也就是所谓的下饭菜大多调味很咸。而减糖饮食推崇多吃配菜，配菜的味道反而会比较清淡。

　　另外，坚持减糖饮食会让体质发生变化，更容易排出水分和盐分，不需要对盐分神经过敏。如果有高血压需要减盐，请咨询自己的主治医师。

　　使用调料时要注意避开白砂糖、番茄酱等甜味调料。最好是以盐、胡椒粉为基底进行调味。另外，也要警惕一些名为"零糖""代糖"的人工甜味剂，因为人工甜味剂虽然不会升糖，但甜味物质进入体内也会促使胰岛素分泌，或让胰岛素的分泌周期紊乱，尽量不要食用过多。

Q8 白天我都是在外就餐或点外卖，该怎么减糖呢?

外出就餐或点外卖的时候，首先要将盖浇饭、咖喱饭、意大利面、比萨、寿司、拉面、荞麦面、乌冬面等难以将主食和配菜分开的餐食从备选项中排除，选择那些套餐（主食＋配菜）。点套餐时注意少点米饭，或另外再单点一份配菜。

便利店里大多是些饭团、面包等含糖量很高的食品，低糖食品十分有限。这里要谨记"只买有限的低糖食品"。推荐选择鸡肉沙拉、水煮蛋、奶酪和叶菜为主的沙拉等。市面上已经出现了不少减糖或无糖商品，可以多加了解，谨慎购买。

另外，看营养成分表就能知道含糖量的高低。如果营养成分表中没有标明具体的含糖量，可以根据碳水化合物及膳食纤维的数值算出来，即"碳水化合物－膳食纤维＝糖"。由于食物中的膳食纤维极少，所以只靠碳水化合物含量也能推算出大致的含糖量。

Q9 可以加餐吗?
肚子饿得不行的时候该怎么办?

　　在第一餐和第二餐之间如果肚子饿了，可以加餐。坚果类、奶酪、鱿鱼干和水煮蛋含糖量都比较低，且在便利店就能买到，是非常不错的选择。每顿加餐可以吃约 20 颗坚果，含糖量约 2~3g。将巴旦木、核桃、夏威夷果等各类坚果搭配，能够补充各种各样的脂肪酸。6 片装再制奶酪每片含有 0.2g 糖。1 个水煮蛋含 0.1g 糖，鱿鱼干则不含糖。

　　但有些人因为低糖就放松警惕，加餐吃个不停，千万不能这样。摄入蛋白质虽然不会导致升糖，但会刺激胰岛素微量分泌。饥饿过度容易让人抵抗不住碳水化合物的诱惑，为了防止这种情况发生，可以适量加餐，但如果因为嘴馋而吃个不停不仅会让减糖轻断食事倍功半，还会让你永远都改不掉吃零食的习惯。

　　红茶、美式咖啡、绿茶等无糖饮料可以多喝一点。也可以像喝防弹咖啡那样加入脂类饮用，不仅能缓解空腹感，还能补充能量。

Q10   减糖时可以喝酒吗?

　　减糖时可以喝酒，但是要选择低糖的酒类。威士忌、烧酒、金酒、伏特加等蒸馏酒都是不含糖的酒。可以兑水或气泡水饮用，但要注意不要兑果汁或调制成鸡尾酒等。

　　酿造酒含糖量高，相比之下红酒的含糖量比较低，每次最多可以喝 2 杯。1 罐啤酒（350ml）含有 10.9g 糖，是高糖饮品，因此要尽量选无糖啤酒，每次最多只能喝 500ml。1 小杯日本酒（100ml）含有 6.5g 糖，所以最多只能喝 1 小杯。

　　需要注意的是，减糖期间严禁过度饮酒。有人想着蒸馏酒是无糖的，就可以放心大胆地喝，但蒸馏酒的度数很高。每天摄入的酒精最好不超过 20g。换算成酒大约是 1 杯双倍浓度的威士忌或 2 杯烧酒。

　　顺带提一下，很大一部分亚洲人因人种或基因原因，体内分解酒精的酶活性较低，酒量也比较差。那些喝一点点酒就面红耳赤、浑身发热的人就是酒精不耐受体质，更要控制饮酒。

Q11 平时我有运动的习惯，可以尝试减糖饮食吗?

当然可以，不仅没有问题，反而应该大力推荐。减糖饮食尤其适合那些从事需要体力、重视耐力的体育项目的人，如经常参加慢跑、马拉松的人士。

美国康涅狄格大学的杰夫·沃莱克教授在 2016 年公布的研究中称，将 10 名正常摄入糖类的运动员（高糖组）和 10 名进行了 20 个月减糖饮食的运动员（低糖组）进行比较，结果显示低糖组的脂肪燃烧率比高糖组高了 2.3 倍。并且，哪怕进行对身体负担较大的运动，低糖组也能充分利用到脂肪，这说明减糖饮食对那些需要耐力的运动非常有利。

很多人运动前为了保持体力，都会摄入大量糖分，但糖原（糖类能量的储备）提供的体力不持久，有时甚至会导致能量急剧下降。

利用脂肪供能的"脂肪酸－酮体"系统提供的能量更为稳定。

协助编辑团队 ————————

摄　　影：大井一范、千叶充、
　　　　　　松岛均、主妇之友社
食谱提供：吉田千穗、岩崎启子、
　　　　　　牛尾理惠、大庭英子、
　　　　　　金丸绘里加、田口成子、
　　　　　　平冈淳子

图书在版编目（CIP）数据

减糖轻断食 / (日) 清水泰行编著 ; 游凝译. -- 南
昌 : 江西科学技术出版社, 2021.9 (2022.5重印)
　ISBN 978-7-5390-7900-4

　Ⅰ.①减… Ⅱ.①清… ②游… Ⅲ.①饮食营养学—
基本知识 Ⅳ.①R155.1

　中国版本图书馆CIP数据核字(2021)第154112号

_____

国际互联网（Internet）地址：http://www.jxkjcbs.com
选题序号：ZK2021091　图书代码：B21156-102
版权登记号：14-2021-0119
责任编辑 魏栋伟
项目创意/设计制作 快读慢活
特约编辑 周晓晗
纠错热线 010-84766347

糖質オフ×プチ断食のＷ効果でやせる！ 不調が消える！
© SHUFUNOTOMO CO., LTD. 2020
Originally published in Japan by Shufunotomo Co., Ltd
Translation rights arranged with Shufunotomo Co., Ltd.
Through FORTUNA Co., Ltd.

减糖轻断食　(日)清水泰行 编著　游凝 译

出版发行	江西科学技术出版社
社　　址	南昌市蓼洲街2号附1号　邮编330009
	电话:(0791) 86623491　86639342(传真)
印　　刷	天津联城印刷有限公司
经　　销	各地新华书店
开　　本	710mm×1000mm　1/16
印　　张	10
字　　数	120千字
印　　数	10001-20000册
版　　次	2021年9月第1版　2022年5月第2次印刷
书　　号	ISBN 978-7-5390-7900-4
定　　价	58.00元

快读·慢活®

《减糖生活》

正确减糖，变瘦！变健康！变年轻！

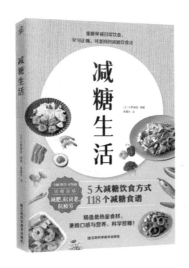

　　大多数人提起减糖，要么就是不吃主食，要么就是只看到"减"字，结果虽然控制了糖类的摄入，但是把本该增加的肉类、鱼类、蛋类等蛋白质也减少了。

　　本书由日本限糖医疗推进协会合作医师水野雅登主编，介绍了肉类、海鲜类、蔬菜类、蛋类、乳制品等九大类食材在减糖饮食期间的挑选要点，以及上百种食品的糖含量及蛋白质含量一览表。书中还总结了5大饮食方式，118个减糖食谱，帮你重新审视日常饮食，学习正确、可坚持的减糖饮食法，帮助你全面、科学、可坚持地减糖，让你变瘦、变健康、变年轻！

　　减糖原本的目的并不是为了减肥，而是一种保持健康的饮食方式。愿本书能够陪伴大家正确认识减糖，轻松实践可坚持的减糖生活，通过减糖获得健康的体魄，还能在美容、精神方面收获意外的效果。

快读·慢活®

《美女饮食图鉴》

吃对了，就能瘦！

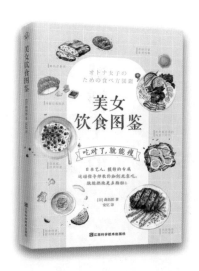

　　减肥是女性永远的话题。为了减肥，很多人选择进行运动和极端的饮食控制。这种少吃多动减肥法的缺陷在于，在减少脂肪的同时，也相应地减少了肌肉。而"饮食习惯"这一造成肥胖问题的根本原因却未能得到改善。

　　日本艺人、模特的专属运动指导师，告诉你减肥时真正应该做的是改善饮食结构。书中为众多"减肥困难户"列出了通过改善饮食来健康减肥的方法，从饮食方法、生活习惯、食物选择等多方面教你如何吃得对，健康瘦，同时还整理了容易让女性朋友们产生误解的减肥知识，避免大家跌入反复减肥而没有效果的死循环。

　　希望本书能帮助大家理清头绪，掌握正确的减肥方向和方法。

快读·慢活®

　　从出生到少女，到女人，再到成为妈妈，养育下
一代，女性在每一个重要时期都需要知识、勇气与独
立思考的能力。

　　"快读·慢活®"致力于陪伴女性终身成长，帮助
新一代中国女性成长为更好的自己。从生活到职场，
从美容护肤、运动健康到育儿、家庭教育、婚姻等各
个维度，为中国女性提供全方位的知识支持，让生活
更有趣，让育儿更轻松，让家庭生活更美好。

减糖轻断食
记录手帖

更轻松 ╳ 更健康

‖ 现在的你 ‖

　　在"减糖轻断食"之前，先弄明白自己的饮食习惯和生活状态，并在下方记录自己的身体数据。

　　接下来，开始"减糖轻断食"。通过记录每天的饮食、运动等，切身感受到自己的变化，也会更加有动力！

　　请先记录下现在的你吧！

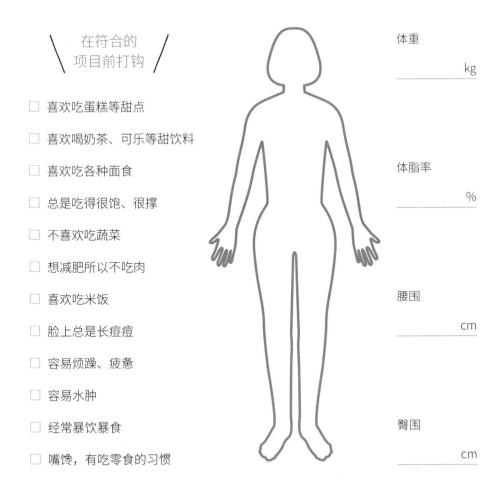

在符合的
项目前打钩

☐ 喜欢吃蛋糕等甜点

☐ 喜欢喝奶茶、可乐等甜饮料

☐ 喜欢吃各种面食

☐ 总是吃得很饱、很撑

☐ 不喜欢吃蔬菜

☐ 想减肥所以不吃肉

☐ 喜欢吃米饭

☐ 脸上总是长痘痘

☐ 容易烦躁、疲惫

☐ 容易水肿

☐ 经常暴饮暴食

☐ 嘴馋，有吃零食的习惯

体重

_____ kg

体脂率

_____ %

腰围

_____ cm

臀围

_____ cm

‖ 减糖轻断食手帖的填写方法 ‖

根据月份填写具体的日期。

减糖、轻断食、运动、喝2L水，如果做到了，就在相应的格子里打钩。

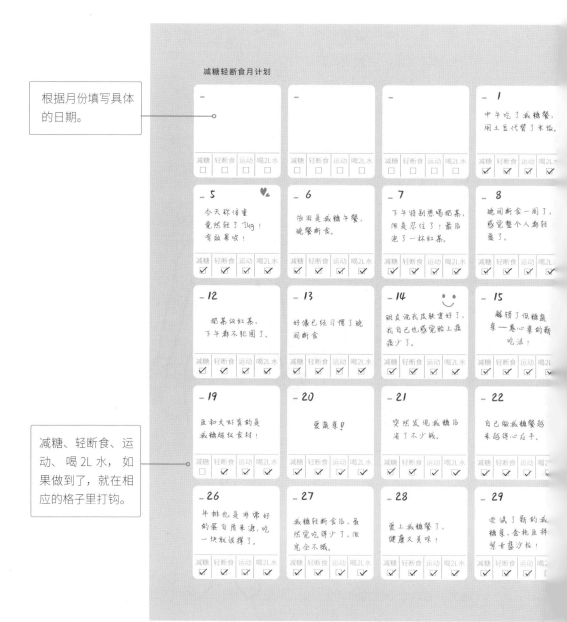

记录减糖轻断食的日常，是否实践了减糖饮食，是否开始了轻断食，以及相关感受。

圈出月份。

1·2·3·4·5·6·(7)·8·9·10·11·12

2			
天起晚了，断了早餐，但尝试了防弹咖啡，非常不错！			
减糖 ☑	轻断食 ☑	运动 ☑	喝2L水 ☑

3			
吃火锅也按照减糖餐的吃法吃了，先吃蔬菜，再吃肉。			
减糖 ☑	轻断食 ☑	运动 ☑	喝2L水 ☑

4			
晚上断食稍微有点饿，喝了一大杯水，感觉还不错。			
减糖 ☑	轻断食 ☑	运动 ☑	喝2L水 ☑

减糖轻断食：
★ 多吃肉类
　（蛋白质）
★ 多吃蔬菜
　（膳食纤维）
★ 先试减断晚餐

9			
减糖餐也可以很好吃啊！			
减糖 ☑	轻断食 ☑	运动 ☑	喝2L水 ☑

10			
今天的减糖餐有我最喜欢的鱼！			
减糖 ☑	轻断食 ☑	运动 ☑	喝2L水 ☑

11			
不喝可乐也是可以做到的嘛！			
减糖 ☑	轻断食 ☑	运动 ☑	喝2L水 ☑

本周目标：
★ 不喝可乐，
　多喝水
★ 下午茶的零食饼干换成坚果

记录饮食要点、减糖轻断食目标、本周或本月总结。

16			
今日份减糖轻断食成功！			
减糖	轻断食 ☑	运动 ☑	喝2L水 ☑

17			
和朋友聚会，约了一起吃午饭，这样可以顺利断晚餐。			
减糖 ☐	轻断食 ☑	运动 ☑	喝2L水 ☑

18			🕐
今天回家爬楼梯没有气喘吁吁，整个人轻松不少。			
减糖 ☑	轻断食 ☑	运动 ☑	喝2L水 ☑

23			
又瘦了2kg！继续保持呀！			
减糖	轻断食 ☑	运动 ☑	喝2L水 ☑

24			
朋友说我现在就是一个糖分检测仪，还说自己也要减糖。			
减糖 ☑	轻断食 ☑	运动 ☑	喝2L水 ☑

25			
买了新鲜的原味坚果，市面上好多调味坚果的含糖量太高。			
减糖 ☑	轻断食 ☑	运动 ☑	喝2L水 ☑

30			
总体而言，这一个月整个人状态越来越好！！			
减糖	轻断食 ☑	运动 ☑	喝2L水 ☑

31			
继续减糖轻断食，加油呀！！！			
减糖 ☑	轻断食 ☑	运动 ☑	喝2L水 ☑

减糖 ☐	轻断食 ☐	运动 ☐	

本月总结：
★ 只在没忍住喝了一次可乐
★ 脸上痘痘少了
★ 瘦了3.5kg

减糖轻断食月计划

减糖	轻断食	运动	喝2L水
☐	☐	☐	☐

减糖	轻断食	运动	喝2L水
☐	☐	☐	☐

减糖	轻断食	运动	喝2L水
☐	☐	☐	☐

减糖	轻断食	运动	喝2L水
☐	☐	☐	☐

减糖	轻断食	运动	喝2L水
☐	☐	☐	☐

减糖	轻断食	运动	喝2L水
☐	☐	☐	☐

减糖	轻断食	运动	喝2L水
☐	☐	☐	☐

减糖	轻断食	运动	喝2L水
☐	☐	☐	☐

减糖	轻断食	运动	喝2L水
☐	☐	☐	☐

减糖	轻断食	运动	喝2L水
☐	☐	☐	☐

减糖	轻断食	运动	喝2L水
☐	☐	☐	☐

减糖	轻断食	运动	喝2L水
☐	☐	☐	☐

减糖	轻断食	运动	喝2L水
☐	☐	☐	☐

减糖	轻断食	运动	喝2L水
☐	☐	☐	☐

减糖	轻断食	运动	喝2L水
☐	☐	☐	☐

减糖	轻断食	运动	喝2L水
☐	☐	☐	☐

减糖	轻断食	运动	喝2L水
☐	☐	☐	☐

减糖	轻断食	运动	喝2L水
☐	☐	☐	☐

减糖	轻断食	运动	喝2L水
☐	☐	☐	☐

减糖	轻断食	运动	喝2L水
☐	☐	☐	☐

	轻断食 ☐	运动 ☐	喝2L水 ☐	减糖 ☐	轻断食 ☐	运动 ☐	喝2L水 ☐	减糖 ☐	轻断食 ☐	运动 ☐	喝2L水 ☐

糖 ☐	轻断食 ☐	运动 ☐	喝2L水 ☐	减糖 ☐	轻断食 ☐	运动 ☐	喝2L水 ☐	减糖 ☐	轻断食 ☐	运动 ☐	喝2L水 ☐

糖 ☐	轻断食 ☐	运动 ☐	喝2L水 ☐	减糖 ☐	轻断食 ☐	运动 ☐	喝2L水 ☐	减糖 ☐	轻断食 ☐	运动 ☐	喝2L水 ☐

	轻断食 ☐	运动 ☐	喝2L水 ☐	减糖 ☐	轻断食 ☐	运动 ☐	喝2L水 ☐	减糖 ☐	轻断食 ☐	运动 ☐	喝2L水 ☐

	轻断食 ☐	运动 ☐	喝2L水 ☐	减糖 ☐	轻断食 ☐	运动 ☐	喝2L水 ☐	减糖 ☐	轻断食 ☐	运动 ☐	喝2L水 ☐

减糖轻断食月计划

—	—	—	—

减糖	轻断食	运动	喝2L水
☐	☐	☐	☐

减糖	轻断食	运动	喝2L水
☐	☐	☐	☐

减糖	轻断食	运动	喝2L水
☐	☐	☐	☐

减糖	轻断食	运动	喝2L水
☐	☐	☐	☐

减糖	轻断食	运动	喝2L水
☐	☐	☐	☐

减糖	轻断食	运动	喝2L水
☐	☐	☐	☐

减糖	轻断食	运动	喝2L水
☐	☐	☐	☐

减糖	轻断食	运动	喝2L水
☐	☐	☐	☐

减糖	轻断食	运动	喝2L水
☐	☐	☐	☐

减糖	轻断食	运动	喝2L水
☐	☐	☐	☐

减糖	轻断食	运动	喝2L水
☐	☐	☐	☐

减糖	轻断食	运动	喝2L水
☐	☐	☐	☐

减糖	轻断食	运动	喝2L水
☐	☐	☐	☐

减糖	轻断食	运动	喝2L水
☐	☐	☐	☐

减糖	轻断食	运动	喝2L水
☐	☐	☐	☐

减糖	轻断食	运动	喝2L水
☐	☐	☐	☐

减糖	轻断食	运动	喝2L水
☐	☐	☐	☐

减糖	轻断食	运动	喝2L水
☐	☐	☐	☐

减糖	轻断食	运动	喝2L水
☐	☐	☐	☐

减糖轻断食月计划

	减糖	轻断食	运动	喝2L水
—	☐	☐	☐	☐

	减糖	轻断食	运动	喝2L水
—	☐	☐	☐	☐

	减糖	轻断食	运动	喝2L水
—	☐	☐	☐	☐

	减糖	轻断食	运动	喝2L
—	☐	☐	☐	

	减糖	轻断食	运动	喝2L水
—	☐	☐	☐	☐

	减糖	轻断食	运动	喝2L水
—	☐	☐	☐	☐

	减糖	轻断食	运动	喝2L水
—	☐	☐	☐	☐

	减糖	轻断食	运动	喝2L
—	☐	☐	☐	

	减糖	轻断食	运动	喝2L水
—	☐	☐	☐	☐

	减糖	轻断食	运动	喝2L水
—	☐	☐	☐	☐

	减糖	轻断食	运动	喝2L水
—	☐	☐	☐	☐

	减糖	轻断食	运动	喝2L
—	☐	☐	☐	

	减糖	轻断食	运动	喝2L水
—	☐	☐	☐	☐

	减糖	轻断食	运动	喝2L水
—	☐	☐	☐	☐

	减糖	轻断食	运动	喝2L水
—	☐	☐	☐	☐

	减糖	轻断食	运动	喝2L
—	☐	☐	☐	

	减糖	轻断食	运动	喝2L水
—	☐	☐	☐	☐

	减糖	轻断食	运动	喝2L水
—	☐	☐	☐	☐

	减糖	轻断食	运动	喝2L水
—	☐	☐	☐	☐

	减糖	轻断食	运动	喝2L
—	☐	☐	☐	

减糖	轻断食	运动	喝2L水
☐	☐	☐	☐

减糖	轻断食	运动	喝2L水
☐	☐	☐	☐

减糖	轻断食	运动	喝2L水
☐	☐	☐	☐

减糖	轻断食	运动	喝2L水
☐	☐	☐	☐

减糖	轻断食	运动	喝2L水
☐	☐	☐	☐

减糖	轻断食	运动	喝2L水
☐	☐	☐	☐

减糖	轻断食	运动	喝2L水
☐	☐	☐	☐

减糖	轻断食	运动	喝2L水
☐	☐	☐	☐

减糖	轻断食	运动	喝2L水
☐	☐	☐	☐

减糖	轻断食	运动	喝2L水
☐	☐	☐	☐

减糖	轻断食	运动	喝2L水
☐	☐	☐	☐

减糖	轻断食	运动	喝2L水
☐	☐	☐	☐

减糖	轻断食	运动	喝2L水
☐	☐	☐	☐

减糖	轻断食	运动	喝2L水
☐	☐	☐	☐

减糖轻断食月计划

减糖 ☐	轻断食 ☐	运动 ☐	喝2L水 ☐

减糖 ☐	轻断食 ☐	运动 ☐	喝2L水 ☐

减糖 ☐	轻断食 ☐	运动 ☐	喝2L水 ☐

减糖 ☐	轻断食 ☐	运动 ☐	喝2L水 ☐

减糖 ☐	轻断食 ☐	运动 ☐	喝2L水 ☐

减糖 ☐	轻断食 ☐	运动 ☐	喝2L水 ☐

减糖 ☐	轻断食 ☐	运动 ☐	喝2L水 ☐

减糖 ☐	轻断食 ☐	运动 ☐	喝2L水 ☐

减糖 ☐	轻断食 ☐	运动 ☐	喝2L水 ☐

减糖 ☐	轻断食 ☐	运动 ☐	喝2L水 ☐

减糖 ☐	轻断食 ☐	运动 ☐	喝2L水 ☐

减糖 ☐	轻断食 ☐	运动 ☐	喝2L ☐

减糖 ☐	轻断食 ☐	运动 ☐	喝2L水 ☐

减糖 ☐	轻断食 ☐	运动 ☐	喝2L水 ☐

减糖 ☐	轻断食 ☐	运动 ☐	喝2L水 ☐

减糖 ☐	轻断食 ☐	运动 ☐	喝2L ☐

减糖 ☐	轻断食 ☐	运动 ☐	喝2L水 ☐

减糖 ☐	轻断食 ☐	运动 ☐	喝2L水 ☐

减糖 ☐	轻断食 ☐	运动 ☐	喝2L水 ☐

减糖 ☐	轻断食 ☐	运动 ☐	喝2 ☐

减糖	轻断食	运动	喝2L水
☐	☐	☐	☐

减糖	轻断食	运动	喝2L水
☐	☐	☐	☐

减糖	轻断食	运动	喝2L水
☐	☐	☐	☐

减糖	轻断食	运动	喝2L水
☐	☐	☐	☐

减糖	轻断食	运动	喝2L水
☐	☐	☐	☐

减糖	轻断食	运动	喝2L水
☐	☐	☐	☐

糖	轻断食	运动	喝2L水
☐	☐	☐	☐

减糖	轻断食	运动	喝2L水
☐	☐	☐	☐

减糖	轻断食	运动	喝2L水
☐	☐	☐	☐

糖	轻断食	运动	喝2L水
☐	☐	☐	☐

减糖	轻断食	运动	喝2L水
☐	☐	☐	☐

减糖	轻断食	运动	喝2L水
☐	☐	☐	☐

糖	轻断食	运动	喝2L水
☐	☐	☐	☐

减糖	轻断食	运动	喝2L水
☐	☐	☐	☐

减糖	轻断食	运动	喝2L水
☐	☐	☐	☐

减糖轻断食月计划

减糖	轻断食	运动	喝2L水
☐	☐	☐	☐

减糖	轻断食	运动	喝2L水
☐	☐	☐	☐

减糖	轻断食	运动	喝2L水
☐	☐	☐	☐

减糖	轻断食	运动	喝2L水
☐	☐	☐	☐

减糖	轻断食	运动	喝2L水
☐	☐	☐	☐

减糖	轻断食	运动	喝2L水
☐	☐	☐	☐

减糖	轻断食	运动	喝2L水
☐	☐	☐	☐

减糖	轻断食	运动	喝2L水
☐	☐	☐	☐

减糖	轻断食	运动	喝2L水
☐	☐	☐	☐

减糖	轻断食	运动	喝2L水
☐	☐	☐	☐

减糖	轻断食	运动	喝2L水
☐	☐	☐	☐

减糖	轻断食	运动	喝2L
☐	☐	☐	

减糖	轻断食	运动	喝2L水
☐	☐	☐	☐

减糖	轻断食	运动	喝2L水
☐	☐	☐	☐

减糖	轻断食	运动	喝2L水
☐	☐	☐	☐

减糖	轻断食	运动	喝2L
☐	☐	☐	

减糖	轻断食	运动	喝2L水
☐	☐	☐	☐

减糖	轻断食	运动	喝2L水
☐	☐	☐	☐

减糖	轻断食	运动	喝2L水
☐	☐	☐	☐

减糖	轻断食	运动	喝2L水
☐	☐	☐	☐

减糖 ☐	轻断食 ☐	运动 ☐	喝2L水 ☐

减糖 ☐	轻断食 ☐	运动 ☐	喝2L水 ☐

减糖 ☐	轻断食 ☐	运动 ☐	喝2L水 ☐

减糖 ☐	轻断食 ☐	运动 ☐	喝2L水 ☐

减糖 ☐	轻断食 ☐	运动 ☐	喝2L水 ☐

减糖 ☐	轻断食 ☐	运动 ☐	喝2L水 ☐

减糖 ☐	轻断食 ☐	运动 ☐	喝2L水 ☐

减糖 ☐	轻断食 ☐	运动 ☐	喝2L水 ☐

减糖 ☐	轻断食 ☐	运动 ☐	喝2L水 ☐

减糖 ☐	轻断食 ☐	运动 ☐	喝2L水 ☐

减糖 ☐	轻断食 ☐	运动 ☐	喝2L水 ☐

减糖 ☐	轻断食 ☐	运动 ☐	喝2L水 ☐

减糖 ☐	轻断食 ☐	运动 ☐	喝2L水 ☐

减糖 ☐	轻断食 ☐	运动 ☐	喝2L水 ☐

减糖 ☐	轻断食 ☐	运动 ☐	喝2L水 ☐

减糖轻断食月计划

—	—	—	—

减糖	轻断食	运动	喝2L水
☐	☐	☐	☐

减糖	轻断食	运动	喝2L水
☐	☐	☐	☐

减糖	轻断食	运动	喝2L水
☐	☐	☐	☐

减糖	轻断食	运动	喝2L水
☐	☐	☐	☐

减糖	轻断食	运动	喝2L水
☐	☐	☐	☐

减糖	轻断食	运动	喝2L水
☐	☐	☐	☐

减糖	轻断食	运动	喝2L水
☐	☐	☐	☐

减糖	轻断食	运动	喝2L水
☐	☐	☐	☐

减糖	轻断食	运动	喝2L水
☐	☐	☐	☐

减糖	轻断食	运动	喝2L水
☐	☐	☐	☐

减糖	轻断食	运动	喝2L水
☐	☐	☐	☐

减糖	轻断食	运动	喝2L水
☐	☐	☐	☐

减糖	轻断食	运动	喝2L水
☐	☐	☐	☐

减糖	轻断食	运动	喝2L水
☐	☐	☐	☐

减糖	轻断食	运动	喝2L水
☐	☐	☐	☐

减糖	轻断食	运动	喝2L水
☐	☐	☐	☐

减糖	轻断食	运动	喝2L水
☐	☐	☐	☐

减糖	轻断食	运动	喝2L水
☐	☐	☐	☐

减糖	轻断食	运动	喝2L水
☐	☐	☐	☐

减糖	轻断食	运动	喝2L水
☐	☐	☐	☐

减糖	轻断食	运动	喝2L水
☐	☐	☐	☐

减糖	轻断食	运动	喝2L水
☐	☐	☐	☐

减糖	轻断食	运动	喝2L水
☐	☐	☐	☐

减糖	轻断食	运动	喝2L水
☐	☐	☐	☐

减糖	轻断食	运动	喝2L水
☐	☐	☐	☐

减糖	轻断食	运动	喝2L水
☐	☐	☐	☐

减糖	轻断食	运动	喝2L水
☐	☐	☐	☐

减糖	轻断食	运动	喝2L水
☐	☐	☐	☐

减糖	轻断食	运动	喝2L水
☐	☐	☐	☐

减糖	轻断食	运动	喝2L水
☐	☐	☐	☐

减糖	轻断食	运动	喝2L水
☐	☐	☐	☐

减糖	轻断食	运动	喝2L水
☐	☐	☐	☐

减糖	轻断食	运动	喝2L水
☐	☐	☐	☐

减糖	轻断食	运动	喝2L水
☐	☐	☐	☐

减糖	轻断食	运动	喝2L水
☐	☐	☐	☐

减糖轻断食月计划

减糖	轻断食	运动	喝2L水
☐	☐	☐	☐

减糖	轻断食	运动	喝2L水
☐	☐	☐	☐

减糖	轻断食	运动	喝2L水
☐	☐	☐	☐

减糖	轻断食	运动	喝2L水
☐	☐	☐	☐

减糖	轻断食	运动	喝2L水
☐	☐	☐	☐

减糖	轻断食	运动	喝2L水
☐	☐	☐	☐

减糖	轻断食	运动	喝2L水
☐	☐	☐	☐

减糖	轻断食	运动	喝2L水
☐	☐	☐	☐

减糖	轻断食	运动	喝2L水
☐	☐	☐	☐

减糖	轻断食	运动	喝2L水
☐	☐	☐	☐

减糖	轻断食	运动	喝2L水
☐	☐	☐	☐

减糖	轻断食	运动	喝2L水
☐	☐	☐	☐

减糖	轻断食	运动	喝2L水
☐	☐	☐	☐

减糖	轻断食	运动	喝2L水
☐	☐	☐	☐

减糖	轻断食	运动	喝2L水
☐	☐	☐	☐

减糖	轻断食	运动	喝2L
☐	☐	☐	☐

减糖	轻断食	运动	喝2L水
☐	☐	☐	☐

减糖	轻断食	运动	喝2L水
☐	☐	☐	☐

减糖	轻断食	运动	喝2L水
☐	☐	☐	☐

减糖	轻断食	运动	喝2L
☐	☐	☐	☐

1・2・3・4・5・6・7・8・9・10・11・12

减糖	轻断食	运动	喝2L水
☐	☐	☐	☐

减糖	轻断食	运动	喝2L水
☐	☐	☐	☐

减糖	轻断食	运动	喝2L水
☐	☐	☐	☐

减糖	轻断食	运动	喝2L水
☐	☐	☐	☐

减糖	轻断食	运动	喝2L水
☐	☐	☐	☐

减糖	轻断食	运动	喝2L水
☐	☐	☐	☐

减糖	轻断食	运动	喝2L水
☐	☐	☐	☐

减糖	轻断食	运动	喝2L水
☐	☐	☐	☐

减糖	轻断食	运动	喝2L水
☐	☐	☐	☐

减糖	轻断食	运动	喝2L水
☐	☐	☐	☐

减糖	轻断食	运动	喝2L水
☐	☐	☐	☐

减糖	轻断食	运动	喝2L水
☐	☐	☐	☐

减糖轻断食月计划

减糖 ☐	轻断食 ☐	运动 ☐	喝2L水 ☐	减糖 ☐	轻断食 ☐	运动 ☐	喝2L水 ☐	减糖 ☐	轻断食 ☐	运动 ☐	喝2L水 ☐	减糖 ☐	轻断食 ☐	运动 ☐	喝2L水

减糖 ☐	轻断食 ☐	运动 ☐	喝2L水 ☐	减糖 ☐	轻断食 ☐	运动 ☐	喝2L水 ☐	减糖 ☐	轻断食 ☐	运动 ☐	喝2L水 ☐	减糖 ☐	轻断食 ☐	运动 ☐	喝2L水

减糖 ☐	轻断食 ☐	运动 ☐	喝2L水 ☐	减糖 ☐	轻断食 ☐	运动 ☐	喝2L水 ☐	减糖 ☐	轻断食 ☐	运动 ☐	喝2L水 ☐	减糖 ☐	轻断食 ☐	运动 ☐	喝2L水

减糖 ☐	轻断食 ☐	运动 ☐	喝2L水 ☐	减糖 ☐	轻断食 ☐	运动 ☐	喝2L水 ☐	减糖 ☐	轻断食 ☐	运动 ☐	喝2L水 ☐	减糖 ☐	轻断食 ☐	运动 ☐	喝2L

减糖 ☐	轻断食 ☐	运动 ☐	喝2L水 ☐	减糖 ☐	轻断食 ☐	运动 ☐	喝2L水 ☐	减糖 ☐	轻断食 ☐	运动 ☐	喝2L水 ☐	减糖 ☐	轻断食 ☐	运动 ☐	喝2L

减糖	轻断食	运动	喝2L水
☐	☐	☐	☐

减糖	轻断食	运动	喝2L水
☐	☐	☐	☐

减糖	轻断食	运动	喝2L水
☐	☐	☐	☐

减糖	轻断食	运动	喝2L水
☐	☐	☐	☐

减糖	轻断食	运动	喝2L水
☐	☐	☐	☐

减糖	轻断食	运动	喝2L水
☐	☐	☐	☐

减糖	轻断食	运动	喝2L水
☐	☐	☐	☐

减糖	轻断食	运动	喝2L水
☐	☐	☐	☐

减糖	轻断食	运动	喝2L水
☐	☐	☐	☐

减糖	轻断食	运动	喝2L水
☐	☐	☐	☐

减糖	轻断食	运动	喝2L水
☐	☐	☐	☐

减糖	轻断食	运动	喝2L水
☐	☐	☐	☐

减糖轻断食月计划

减糖	轻断食	运动	喝2L水
☐	☐	☐	☐

减糖	轻断食	运动	喝2L水
☐	☐	☐	☐

减糖	轻断食	运动	喝2L水
☐	☐	☐	☐

减糖	轻断食	运动	喝2L水
☐	☐	☐	☐

减糖	轻断食	运动	喝2L水
☐	☐	☐	☐

减糖	轻断食	运动	喝2L水
☐	☐	☐	☐

减糖	轻断食	运动	喝2L水
☐	☐	☐	☐

减糖	轻断食	运动	喝2L水
☐	☐	☐	☐

减糖	轻断食	运动	喝2L水
☐	☐	☐	☐

减糖	轻断食	运动	喝2L水
☐	☐	☐	☐

减糖	轻断食	运动	喝2L水
☐	☐	☐	☐

减糖	轻断食	运动	喝2L水
☐	☐	☐	☐

减糖	轻断食	运动	喝2L水
☐	☐	☐	☐

减糖	轻断食	运动	喝2L水
☐	☐	☐	☐

减糖	轻断食	运动	喝2L水
☐	☐	☐	☐

减糖	轻断食	运动	喝2L水
☐	☐	☐	☐

减糖	轻断食	运动	喝2L水
☐	☐	☐	☐

减糖	轻断食	运动	喝2L水
☐	☐	☐	☐

减糖	轻断食	运动	喝2L水
☐	☐	☐	☐

减糖	轻断食	运动	喝2L水
☐	☐	☐	☐

减糖 ☐	轻断食 ☐	运动 ☐	喝2L水 ☐

减糖 ☐	轻断食 ☐	运动 ☐	喝2L水 ☐

减糖 ☐	轻断食 ☐	运动 ☐	喝2L水 ☐

减糖 ☐	轻断食 ☐	运动 ☐	喝2L水 ☐

减糖 ☐	轻断食 ☐	运动 ☐	喝2L水 ☐

减糖 ☐	轻断食 ☐	运动 ☐	喝2L水 ☐

减糖 ☐	轻断食 ☐	运动 ☐	喝2L水 ☐

减糖 ☐	轻断食 ☐	运动 ☐	喝2L水 ☐

减糖 ☐	轻断食 ☐	运动 ☐	喝2L水 ☐

减糖 ☐	轻断食 ☐	运动 ☐	喝2L水 ☐

减糖 ☐	轻断食 ☐	运动 ☐	喝2L水 ☐

减糖 ☐	轻断食 ☐	运动 ☐	喝2L水 ☐

减糖 ☐	轻断食 ☐	运动 ☐	喝2L水 ☐

减糖 ☐	轻断食 ☐	运动 ☐	喝2L水 ☐

减糖 ☐	轻断食 ☐	运动 ☐	喝2L水 ☐

减糖轻断食月计划

减糖	轻断食	运动	喝2L水
☐	☐	☐	☐

减糖	轻断食	运动	喝2L水
☐	☐	☐	☐

减糖	轻断食	运动	喝2L水
☐	☐	☐	☐

减糖	轻断食	运动	喝2L水
☐	☐	☐	☐

减糖	轻断食	运动	喝2L水
☐	☐	☐	☐

减糖	轻断食	运动	喝2L水
☐	☐	☐	☐

减糖	轻断食	运动	喝2L水
☐	☐	☐	☐

减糖	轻断食	运动	喝2L水
☐	☐	☐	☐

减糖	轻断食	运动	喝2L水
☐	☐	☐	☐

减糖	轻断食	运动	喝2L水
☐	☐	☐	☐

减糖	轻断食	运动	喝2L水
☐	☐	☐	☐

减糖	轻断食	运动	喝2L
☐	☐	☐	☐

减糖	轻断食	运动	喝2L水
☐	☐	☐	☐

减糖	轻断食	运动	喝2L水
☐	☐	☐	☐

减糖	轻断食	运动	喝2L水
☐	☐	☐	☐

减糖	轻断食	运动	喝2
☐	☐	☐	☐

减糖	轻断食	运动	喝2L水
☐	☐	☐	☐

减糖	轻断食	运动	喝2L水
☐	☐	☐	☐

减糖	轻断食	运动	喝2L水
☐	☐	☐	☐

减糖	轻断食	运动	喝2L水
☐	☐	☐	☐

减糖	轻断食	运动	喝2L水
☐	☐	☐	☐

减糖	轻断食	运动	喝2L水
☐	☐	☐	☐

减糖	轻断食	运动	喝2L水
☐	☐	☐	☐

减糖	轻断食	运动	喝2L水
☐	☐	☐	☐

减糖	轻断食	运动	喝2L水
☐	☐	☐	☐

减糖	轻断食	运动	喝2L水
☐	☐	☐	☐

减糖	轻断食	运动	喝2L水
☐	☐	☐	☐

减糖	轻断食	运动	喝2L水
☐	☐	☐	☐

减糖	轻断食	运动	喝2L水
☐	☐	☐	☐

减糖	轻断食	运动	喝2L水
☐	☐	☐	☐

减糖	轻断食	运动	喝2L水
☐	☐	☐	☐

减糖	轻断食	运动	喝2L水
☐	☐	☐	☐

减糖轻断食月计划

减糖	轻断食	运动	喝2L水
☐	☐	☐	☐

减糖	轻断食	运动	喝2L水
☐	☐	☐	☐

减糖	轻断食	运动	喝2L水
☐	☐	☐	☐

减糖	轻断食	运动	喝2L水
☐	☐	☐	☐

减糖	轻断食	运动	喝2L水
☐	☐	☐	☐

减糖	轻断食	运动	喝2L水
☐	☐	☐	☐

减糖	轻断食	运动	喝2L水
☐	☐	☐	☐

减糖	轻断食	运动	喝2L水
☐	☐	☐	☐

减糖	轻断食	运动	喝2L水
☐	☐	☐	☐

减糖	轻断食	运动	喝2L水
☐	☐	☐	☐

减糖	轻断食	运动	喝2L水
☐	☐	☐	☐

减糖	轻断食	运动	喝2L
☐	☐	☐	

减糖	轻断食	运动	喝2L水
☐	☐	☐	☐

减糖	轻断食	运动	喝2L水
☐	☐	☐	☐

减糖	轻断食	运动	喝2L水
☐	☐	☐	☐

减糖	轻断食	运动	喝2L
☐	☐	☐	

减糖	轻断食	运动	喝2L水
☐	☐	☐	☐

减糖	轻断食	运动	喝2L水
☐	☐	☐	☐

减糖	轻断食	运动	喝2L水
☐	☐	☐	☐

减糖	轻断食	运动	喝2L
☐	☐	☐	

减糖	轻断食	运动	喝2L水
☐	☐	☐	☐

减糖	轻断食	运动	喝2L水
☐	☐	☐	☐

减糖	轻断食	运动	喝2L水
☐	☐	☐	☐

糖	轻断食	运动	喝2L水
☐	☐	☐	☐

减糖	轻断食	运动	喝2L水
☐	☐	☐	☐

减糖	轻断食	运动	喝2L水
☐	☐	☐	☐

糖	轻断食	运动	喝2L水
☐	☐	☐	☐

减糖	轻断食	运动	喝2L水
☐	☐	☐	☐

减糖	轻断食	运动	喝2L水
☐	☐	☐	☐

糖	轻断食	运动	喝2L水
☐	☐	☐	☐

减糖	轻断食	运动	喝2L水
☐	☐	☐	☐

减糖	轻断食	运动	喝2L水
☐	☐	☐	☐

轻断食	运动	喝2L水
☐	☐	☐

减糖	轻断食	运动	喝2L水
☐	☐	☐	☐

减糖	轻断食	运动	喝2L水
☐	☐	☐	☐

减糖轻断食月计划

减糖	轻断食	运动	喝2L水
☐	☐	☐	☐

减糖	轻断食	运动	喝2L水
☐	☐	☐	☐

减糖	轻断食	运动	喝2L水
☐	☐	☐	☐

减糖	轻断食	运动	喝2L水
☐	☐	☐	☐

减糖	轻断食	运动	喝2L水
☐	☐	☐	☐

减糖	轻断食	运动	喝2L水
☐	☐	☐	☐

减糖	轻断食	运动	喝2L水
☐	☐	☐	☐

减糖	轻断食	运动	喝2L水
☐	☐	☐	☐

减糖	轻断食	运动	喝2L水
☐	☐	☐	☐

减糖	轻断食	运动	喝2L水
☐	☐	☐	☐

减糖	轻断食	运动	喝2L水
☐	☐	☐	☐

减糖	轻断食	运动	喝2L
☐	☐	☐	

减糖	轻断食	运动	喝2L水
☐	☐	☐	☐

减糖	轻断食	运动	喝2L水
☐	☐	☐	☐

减糖	轻断食	运动	喝2L水
☐	☐	☐	☐

减糖	轻断食	运动	喝2L
☐	☐	☐	

减糖	轻断食	运动	喝2L水
☐	☐	☐	☐

减糖	轻断食	运动	喝2L水
☐	☐	☐	☐

减糖	轻断食	运动	喝2L水
☐	☐	☐	☐

减糖	轻断食	运动	喝2L
☐	☐	☐	

减糖	轻断食	运动	喝2L水
☐	☐	☐	☐

减糖	轻断食	运动	喝2L水
☐	☐	☐	☐

减糖	轻断食	运动	喝2L水
☐	☐	☐	☐

糖	轻断食	运动	喝2L水
☐	☐	☐	☐

减糖	轻断食	运动	喝2L水
☐	☐	☐	☐

减糖	轻断食	运动	喝2L水
☐	☐	☐	☐

糖	轻断食	运动	喝2L水
☐	☐	☐	☐

减糖	轻断食	运动	喝2L水
☐	☐	☐	☐

减糖	轻断食	运动	喝2L水
☐	☐	☐	☐

糖	轻断食	运动	喝2L水
☐	☐	☐	☐

减糖	轻断食	运动	喝2L水
☐	☐	☐	☐

减糖	轻断食	运动	喝2L水
☐	☐	☐	☐

轻断食	运动	喝2L水
☐	☐	☐

减糖	轻断食	运动	喝2L水
☐	☐	☐	☐

减糖	轻断食	运动	喝2L水
☐	☐	☐	☐

‖ 现在的你 ‖

现在，你已经实践"减糖轻断食"有一段时间了，你的身体有哪些变化呢？体重减轻、皮肤变好、睡眠质量更高、精神状态更佳……除此之外，你的饮食习惯和生活习惯是否有改善？

回顾一下手帖，看看自己的变化！

减糖轻断食记录时长

_____ 日

减糖轻断食以来的变化

_____

_____

_____

_____

_____

_____

_____

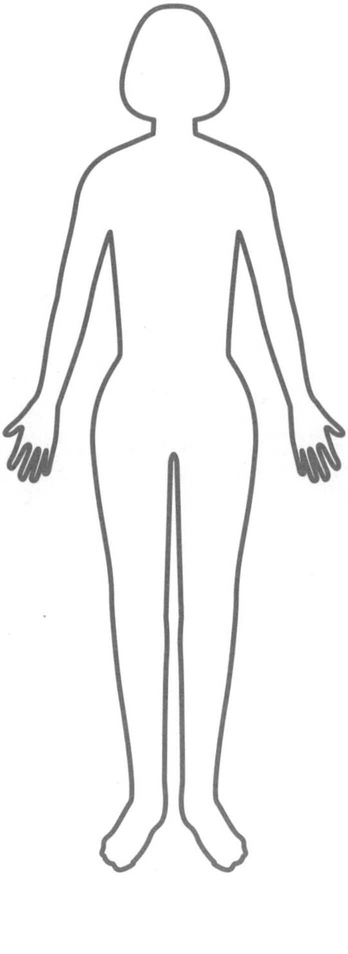

体重

_____ kg

体脂率

_____ %

腰围

_____ cm

臀围

_____ cm

陪 伴 女 性 终 身 成 长